NONFICTION
論創ノンフィクション
040

顔面バカ一代

アザをもつジャーナリスト

石井政之

論創社

顔面バカ一代　アザをもつジャーナリスト

目次

プロローグ

般若

今も脳裏に焼きついている風景がある。

いちばん古い記憶だ。

物心つくかつかないか、というくらい幼い頃。きっと私が保育園に通っていた頃だったろうか。当時一家四人で住んでいた愛知県春日井市の借家で見た風景だ。

夕暮どき、玄関扉にはめこまれたガラスにオレンジ色の光が射していた。居間で私がたったひとりでちょこんと畳の上に正座をしている。

その正面の鴨居には般若《はんにゃ》のお面がかけられていた。

いつもなら、その般若面に彫られた異形の表情から匂いたつ妖気に恐れをなしていたはずだ。ひとりきりで家にいるときは、般若のある部屋には近寄れなかった。しかし、この日はどういうわけか真正面から般若と向き合っていた。

家の外からは同じ年頃と思われる子どもたちが遊びに興じる声が聞こえていた。私は薄暗い部屋の中で、般若と向かい合って、ただただとりとめのない物思いに耽《ふけ》っていた。何を思っていたのか今となっては思い出すすべもない。

ただ、生まれながらに右顔面を覆う大きな赤アザのある私と、般若という異形の面が無言で向き合っていた。

ドライアイスの冷たい痛み

消毒液くさい薄暗い部屋。コンクリートの壁には幾筋もの染みが浮かんでいた。まるで雨にうたれたコンクリートの壁のようだった。

四〜五歳の幼児と、それにつきそう母親たちがその部屋に集まっていた。そこには、緊張感、不安、期待、祈るような気持ちが満ちていた。

名古屋大学医学部附属病院の、ある診察室の風景だ。私と同じ年頃の子どもたちがコンクリートの壁に囲まれ、白衣を着た医師に診察されていた。

私は保育園に入る前、三〜四歳の頃から赤アザの治療のために、ドライアイス療法を受けていた。

ドライアイス療法とは、印鑑状に小さく切ったドライアイスの小片を直接赤アザにおしつけて、肌の表面下の毛細血管を破壊して色を消す治療法だ。しかし赤アザの原因となる毛細血管が皮膚の深いところにまで及んでいるケースには効果がない。

病院は嫌いだった。

ドライアイスの白い塊から、空気より重い炭酸蒸気が白煙となって下方へたなびいていた。幼児の私は戦慄という感情をはじめて体験した。

私はドライアイスがこわかった。その苦痛に耐えればアザが治ると信じていたかどうか、いま思うとかなり疑わしい。

私はよくわからなかったのだ。ドライアイスを右の赤アザにおしつけられて、痛い思いをする意味が。

しかし母は私を病院につれていった。

ドライアイスは白い軍手をはめた医師の手によって私の顔の右半面におしつけられた。

ぽん、ぽん、ぽん。

一回、二回、三回と心の中でおしつけられる回数を数えていく。体は痛みをこらえるためにこわばっていく。

こわい、こわい、こわい。

医師はできるかぎり恐怖を感じさせないように、ドライアイスをおしあてていたようだ。けれども、ドライアイスで皮膚を焼かれる物理的な痛みは、幼い私には強烈すぎた。

こらえることができず泣いていた。周囲には私と同じような子どもたちの泣き声がうずまいていた。「泣いているのはぼくだけじゃない」そう思うと、もっと泣けた。

治療が終わって医師から解放されると、看護婦が大きなガラスビンにはいった白いクリームを右半面に塗ってくれた。

「よくがんばったね。もう痛くないからね」

冷凍火傷《やけど》をしたばかりの右半面の皮膚にはクリームを塗る手の動きがひんやりとして痛がゆい。ひととおり塗り終わった後、白いガーゼをあててくれた。

治療が終わると、母と手をつないで病院の外へつながる廊下を歩いた。

「怪獣のオモチャを買って」

と母にせがんだ。母はこの時ばかりは何でも買ってくれる。子ども心にそれはわかっていた。帰り道に立ち寄った商店街で泣くフリをし、まだ右の顔面が痛いと訴えて、お目当てのオモチャを買ってもらった。母はうれしいような悲しいような表情をしていた。当時三〇代前半の母の顔をはっきりと思い出すことはできないけれど、母もまた私と同じか、それ以上に苦しんでいただろう。

父が車で私たちを病院まで迎えに来てくれたことがあった。

父はいらついて、不機嫌そうな顔つきをしていた。後部座席から父の後ろ姿を見つめながら、お父さんは何で怒っているのだろう、と考えた。ドライアイスの痛みをこらえるために右頬をおさえながら、アザがある自分は邪魔なのかもしれないと思った。

助手席に座る母と、運転席の父がなじりあっている様子も後部座席から見た。

車中、親子三人は口数すくなに家路についた。私は右頬の痛みをこらえながら、何で私だけが、という他にぶつけようのない怒りをためこんでいた。

誰にも会いたくない。会わなくてもすむ世界に行きたいと思っていた。

レバノンのタクシードライバー

一九九三年、二八歳の夏、ベイルート。

二五年前、般若のある部屋にいた私は、ある新聞社の特派記者として、パレスチナとイスラエルの歴史的な和平合意でゆれるレバノンにいた。

大学を卒業してから職を転々として選んだ職業がフリーライターだった。顔にアザのあることで人と会うのが苦手だった私が、皮肉にも人と会う仕事に就いていた。

「Do you speak English?（英語は話せるかい?）」

夕闇が迫るレバノンの首都、繁華街ハムラ通りで拾った、タクシー運転手はアラビア語を口にしながら首を左右に振った。

「ゴー・ストレート」

私はハムラ通りを真っすぐ西に走ってくれ、と指示した。

運転手は車を走らせるとすぐに、自身の右頬をかるくたたいて、

「その顔はどうしたんだ?」

と聞いてきた。

私の右顔面にべっとりと血痕のように染みついている赤アザ（単純性血管腫）が気になるら

しい。初対面でこういうぶしつけな問いかけをしてくる人のために、物心ついてから用意している返事をした。

「火傷だ」

と英語で答えた。

が、通じない。英語で火傷がわからないようでは、生まれつきのアザなのだ、と伝えるのは無理だろう。それでは、と大げさに両手をつかってマッチをすって炎が燃え上がる様子を助手席で演じると、「オー、オー」と合点がいったように運転手は大きくうなずいた。

それから、彼は何を思ったのか興奮した様子でズボンの後のポケットをまさぐりはじめた。財布を取りだした。ハンドルを握る手を一瞬はなして、財布の中から一枚の紙切れを引き抜いた。室内灯がその紙切れを照らした。

ベイルートは夕闇に包まれようとしていた。車内は暗い。室内灯に照らされた名刺大の紙片は、一枚の写真だった。彼の妻とおぼしき美しい女性が子どもを抱いている。母子の家族写真である。家族を大切にするアラブ人らしい。一瞥《いちべつ》して、

「クワイエス」

と儀礼的に答えた。アラビア語で「すばらしい」を意味する。ところが運転手は納得しない。子どもの顔を指差して、懸命に何かを訴えている。もう一度写真に視線を移して、私は女性に抱かれた赤ん坊の顔に目をこらした。

赤い……。

顔の右半分が赤い。

私は凍りついたように身じろぎもせず、車の助手席で写真を食い入るように見つめた。色褪《いろあ》せたカラー写真には、たしかに赤ん坊の顔の右頬を覆う赤アザが写し込まれていた。悲嘆にくれた運転手と、呆然とした私の眼と眼が一瞬見つめあった。彼の右手はキリスト教徒が十字を切るように、顔の中央で、鼻筋から胸元まで空を切った。

〈娘の顔の右半分に赤アザがあるんだよ〉

私は写真と自分の顔を交互に指差しながら、この子と自分は同じだよ、と気持ちを伝えた。あわてた。アラビア語ができない自分にいらだった。

運転手は「アッラー」とだけ答えた。

久しく感じたことのない激しい感情が、私の身体中を充たした。

アッラーとはどういうことだろう。

神の思し召しということか。

生まれつきということか。

気がつくと車は目的のレストラン前まで来ていた。何としても、もう一度会って詳しい話を聞かなければならない。今、次に会う約束をとりつけなければ、彼とは二度と会うことはないだろう。

運転手は英語の話せる通りすがりの男をつかまえてくれた。

「私は日本人のジャーナリストです。日本で顔をテーマに取材をしています。あなたと家族にインタビューをしたい。時間をつくってもらえないでしょうか」

海外放浪しそこなってレバノンに

かつて中東のパリとまで呼ばれたベイルートは美しい町並みを誇る観光都市だった。しかし、一九七五年から約一年半にわたって首都ベイルートで繰り広げられた内戦によって世界で最も危険な都市のひとつへと変貌した。当時ベイルートに本部を置いていたパレスチナ解放機構（PLO）とキリスト教マロン派を中心とした民兵組織カタエブが武力衝突したのが内戦の発端だった。ベイルートはキリスト教徒が多く住む東部と、イスラム教徒の西部に分裂し、その境界は激戦地区になった。その周辺のビルは銃弾と爆弾によって崩壊し、無人地帯と化した。

私がレバノンという国をはじめて意識したのは一九八八年頃、大学を卒業した後だった。漠然と海外で生活したいと熱望していた私は、世界地図を広げては外国に安く長期滞在できる方法を探していた。そんなとき、イスラエルにキブツという集団農場があり、世界中から若者が集まっていることを知った。キブツで働けば食べることに困ることはない。

中東情勢の書物を読み漁った。イスラエルのすぐ北にある小国レバノンは複雑な政治と革命に翻弄《ほんろう》され、泥沼の内戦状態にあった。

旅行資金ができた頃、私は医療被害者の取材をする機会に巡りあった。その旅行資金は、旅に使われることはなかった。日本でフリーのもの書きとして自立するための生活費にまわされた。「いつか中東に行きたい」と思ってはいたが生活に追われる日々が過ぎていった。

一九九三年夏。私はベイルートに立っていた。日本からレバノンへ医療品の援助を行っているNGOの取材をするためだ。滞在予定は一カ月だった。

私はイスラム教徒が住む西ベイルートにホテルをとった。ゆっくりと時間をかけてベイルートの街を歩き回り、日本の報道機関が伝えているような流血とテロのイメージとはほど遠い、静かな日常生活を営んでいる人々を見た。その一方で一九九三年七月にイスラエルと戦闘状態にあるイスラム教シーア派組織「ヒズボラ」のコマンドへのインタビューも行った。戦争のない日本からきた私にとって、この一週間の体験は刺激的だった。

レストランでゆっくり食事をとって疲れをいやそうとタクシーをひろったとき、私は赤いアザのある娘の父親である、このドライバーと出会ったのだ。

私の父もタクシー運転手だ。このレバノンでの出会いに運命的なものを感じないではいられなかった。

ハビビ、アマール

「ハビビ、ハビビ。ハビビ、アマール」

チュッチュッ、と音をたてて唇がアマールの右頬に触れた。

アマールの叔母たちが、かわるがわる彼女を抱きしめてキスの雨を降らせた。

キスはアマールの赤いアザに降りそそいだ。

ハビビとはアラビア語で「愛しい人」を意味する美しい言葉である。

父、アベット・オマール氏はベイルート郊外のディヘイシッカに居を構えている。私が彼の車で到着すると、私の顔を見た近所の人が「おやまあ」という風情で眺めていた。

九月二八日午後、雲ひとつない快晴のベイルート。下町のディヘイシッカの通りに面して、鶏を丸焼きしている男、ビルの建築作業で汗を流す男たち、アラブ料理に欠かせないオリーブを買う女たちがにぎやかにしゃべり笑っている。足元に眼線を移すと、機械油で真っ黒になった自動車修理工がオンボロＢＭＷの下にもぐり込んでいた。

アマールの赤アザは、近隣に住む人で知らぬ人はいない。その父親が、赤アザをもった東洋人をディヘイシッカに連れてきた。レバノンでは見かけることが珍しい東洋人、しかも赤アザがある。どこの国の人だろう、コリア（韓国人）かチャイナ（中国人）かヤバニ（日本人）か、そう噂する声が聞こえてきそうだ。周囲の熱い視線を浴びて、アベット氏宅を訪問した。

「妻は夜にならないと帰ってこないんだ。だけどゆっくりしていってくれ。あれ？　アマールはどこにいる？」

外で子どもたちが騒いでいる声が聞こえてくる。

アベット氏の妹ファルドゥースが、アマールを連れてきた。「アマール、アマール」と私に紹介してくれた。

アマールは私の顔を見るやいなや、「ウワァー」と火のついたように泣きだした。アマールは助けを求めて叔母さんの胸に飛び込んだ。私がこわいのだ。

「おや、どうしたの。あの日本人のおじさんがこわいの？」

その叔母さんは満面に微笑みをたたえてアマールをあやしだした。促されるまま私はオマール家の居間のソファに腰をおろした。

家族が泣き声に呼び寄せられて、居間に集まってきた。アマールに会いにきたという、極東からきた日本人を好奇心で眼を輝かせながら見つめている。

いつか手術を受けさせてやりたい

アマール・オマールは一九九二年一月に生まれた、一歳八カ月（九三年八月当時）の女の子。父のアベット氏はレバノン北部の港町トリポリに生まれた、二五歳（九三年当時）のレバノン人。いまはベイルートの衣料品工場で働いている。仕事帰りにハムラ通りでタクシー運転手の副業をしていた時、私と偶然出会ったというわけだ。妻のサミーハ（二二歳）は帝王切開でアマールを産んだ。難産だったという。

アベットの母、ハヤット・オマールは頭を左右にふって、両手を大きく広げて悲しんだ。

「アマールを悪く言う人がいると、私は悔しくて泣いたもんだよ」

アマールの赤アザは私と同じ単純性血管腫である。赤アザは右顔面から首、そして左顔面の頬の下方にまで及んでいる。それ以外にまったく異常はない。

「アマールは頭のよい子なんだ。インテリジェンスがある。他はノーマルだよ。いつか手術を受けさせて、治してやりたいんだ」

ベイルートで最も権威のあるベイルート・アメリカン・ホスピタルの医師はオマール家に、

一枚の紹介状を手渡していた。「関係者各位へ」ではじまるこの書面には、アマールは形成外科医のカウンセリングを必要としており、レーザー治療をうけるとよい、この血管腫は両親が原因で生じたものではない（遺伝性疾患ではない）ことが明記してある。最後に「レバノンではしばらくの間、有効な治療ができないだろう」とある。

アベット氏はこうつけ加えた。

「医者はアメリカかフランスに行けば治せると言うんだ」

アザは顔にあるんじゃない、心にあるんだ

日本なら赤アザがあれば、学校でいじめのターゲットになるだろう。レバノンではどうなのか。

「そんなことは小さな問題じゃないか。それより、この子は鏡を見て『お母さん、これ（赤アザ）を見て、これは何？』と言いはじめている。頭のよい子だ。自分に自信をもつように育てたい、それだけだよ」

どうやって自信をつけさせるのだろうか。

「どんな人間でも（赤アザを）意識して忘れることができる。劣等感は消える時がくる」

そのために、彼はアマールを人前に出すようにしているという。

「人前に出すことを習慣にしているんだ。だから君にもアマールの写真を見せた。私は何も心配していないよ。

アザは顔にあるんじゃない。心にあるんだよ。これが本当の問題なんだ。

アマールには自信をもって生きてほしい。そうすればよい娘になれる、よい仕事につけると信じている」

ひとつ、意地悪な質問をした。アマールを美しくないと思ったことはないのだろうか。

「まったくない。アマールの顔は醜くない。美しい娘だ。みんなアマールを愛している。だからみんながアマールにキスをするんだ」

叔母のサディーンが私に眼で言った。

〈あなたもキスしなさいよ〉

〈ん？　ん？　いいんですか？〉

「ノー・プロブレム（構わないよ）」という彼。

おずおずと唇を近づけて右頬にキスをした。

「ウワァァーン！」

みんな笑った。私も笑った。

実に堂々とした対応だった。もし、日本人の二五歳の青年が赤アザの娘をもった時、アベット氏と同じように父として胸をはって動ずることなく子育てについて語れるのだろうか、と唸らされた。

私が近づこうとすると「ウワーン！」。またもや泣きだした。困った。私が伴った通訳は「なんでイシイを見ると泣くのだ？」と怪訝《けげん》な様子である。アマールから見れば、自分にただならぬ関心を示す、見慣れない東洋人で、おまけにご丁寧に同じ赤アザのある男がこわくてたまらないのだろう。「医者と思っているんじゃないのか」と答えておいた。

叔母たちが懸命にアマールをあやして、泣きやませてくれた。こういう時、子育ての経験のない私はどうしようもない。

アベット氏は私と会うために工場を休んで時間をつくってくれた。心から感謝して家を辞した。レバノン滞在中に、かならず再訪することを約束して別れた。

アマール、ビューティフル？

八月三一日の昼時、オマール家に浮世絵の美人画をあしらったハンカチ、絵はがきなどを手渡しに出かけた。アパートの下で一台の車に屈強の男たちが群がって、自動車を修理していた。ひとりの青年が「アマール? アマール?」と声をかけてきた。オマール家の者だ。アマールの従兄《いとこ》である。とにかく家にあがれ、と導かれて部屋に入ると、女性たちがアラブの水たばこ、アルギリをすって、話に夢中になっている。アマールも両親もいないけど遊んでいきな、とアルギリをすすめられた。ポコポコとあぶくをたててアルギリをやった。誰も英語が話せないので、ボディランゲージで日本のことを話した。一時間ほど過ごして帰ろうとすると「また六時に来てよ。英語が話せる夫が来るから」と誘われた。「シュクラン（ありがとう）」

私が滞在していたホテルの近くでチキンの丸焼きを一つ買って、これを手土産に六時にもう一度オマール家に。アマールは私に少し慣れてきたらしい。こわがっていることに変わりはないが、私と眼があっても泣くことはなかった。

母親のサミーハさんと会った。アマールを抱いて、つたない英語でこう言った。

「アマール、ビューティフル？」

何度も何度も繰り返して……。

「ビューティフル」と私は頷《うなず》いた。

アマールは両親と三人で並んでうつった写真を手にして「バーバ、バーバ（お父さんだ）」とはしゃいでは、写真の父にキスの雨を降らせている。

そうこうしているうちに、英語が話せる伯父とアベット氏が仕事から帰ってきた。アラビア語なまりの早口の英語を聞き取りながら、私が体験した日本の赤アザ治療の様子を説明した。

「私が受けたレーザー治療は一回二〇〇ドル（約二万円）でした。しかし完全に赤アザが消滅するとは限らないんです。でもアマールちゃんにキスをすると、赤アザの部分の皮膚が一瞬白くなる。これは血管腫が浅い証拠だと思う。私は手でおさえても赤いままです。彼女の方が治る可能性があると思いますよ」

「石井さん、日本とベイルートの往復の旅費はいくらしますか」とアベット氏。

「往復一七〇〇ドル（一七万円）で来ました」

「そうか、それじゃあ私は一〇〇年後に日本に行くよ」

アベット氏はそういって苦笑した。

恥ずかしかった。日本とレバノンの経済格差は、そのまま医療費の格差として跳ね返ってくるのだ。

アベット氏の月収は三〇万レバノン・ポンド。当時の為替レートでは一USドルが約一七〇〇レバノン・ポンド。日本円に換算すれば約二万円の月収である。レバノンの経済状況からいえば決して悪くはない、平均的な収入のようだ。

アマールの血管腫を治療するということは、レバノンに住むオマール家の人々にとって、言葉では言い尽せないほどの、大きな夢なのだ。

歩いて帰ります、と言う私を制して、アベット氏は車でホテルまで送ってくれた。

車中ではほとんど言葉を交わさなかった。

「アッラー、アクバル、アマール」

「神は偉大なり、アマールに好運を」という思いをこめて別れ際に告げた。私が、他に何が言えるだろう。この時ほど無力感を感じたことはなかった。

顔に赤アザのあるアマールとの出会いは偶然だった。しかし、私は偶然以上の何かをベイルートで感じた。

そのとき、私は二八歳だった。顔にアザのある自分の体験を書きはじめてからちょうど一年たっていた。そして、同じ境遇にある人たちの聞き書きにも手を染めていた時期にあたっていた。その作業は苦痛を伴った。心の古傷を切り開いて、塩をすりこむようなものだった。

こんな記録を書き留めたところで、いったい何の意味があるのだろうか。アザがあろうが生死にかかわるわけではない。世の中には書くに値するもっと大切な問題があるのではないか。

私は中東取材で、アザにとらわれていた自分の心を解き放ちたいと思っていた。
だが、私はアマールに会ってしまった。
日本に帰って、私はまた書きはじめることにした。

1章　はじめてのあだ名

夢のなかのケンカ

ひどい夢を覚えている。

縁側でふたつ違いの兄とケンカをした。ケンカの原因はわからない。兄は恐ろしい形相で私の右頰にビンタをした。あまりの痛さに私は泣きわめき、首につるしてあった涎《よだれ》ふきで右頰をおさえて痛みをこらえた。が、痛みは消えなかった。鏡を見ると、右頰に赤いアザが残っていた。そんな夢とも現実ともつかない記憶である。ビンタで一生消えないアザができるわけもないから、私の思い込みに違いなかった。だが、この夢の与えた衝撃は大きかった。小学校にあがる頃まで、私はこの夢を現実そのものとして理解していたのだから。

父と母は新潟県の中北部の農村地帯から仕事をもとめて名古屋にでてきた。隣村に住んでいた男と女が名古屋で知り合って結婚した。日本が高度経済成長に突入しようとしていた時代だ。母は一九六四年に二回目の妊娠をした。母は実家のある新潟に帰省して産むことを望み、一家で帰郷した。一九六五（昭和四〇）年七月二七日、新潟市内の病院で生まれた。

逆子だったために難産で、仮死状態で生まれた。助産婦が両足をもって逆さに吊るし、おしりを何度も強く叩いてようやく「オギャ」と一声だけ泣いたという。

そんなふうに母は出産から三〇年以上たった今も、難産の様子を教えてくれる。

「あんたは小さいときから泣いてばかりいてね、お婆ちゃんがおんぶしてあやしながら、この子は頭のよい子になるよ、よく泣く子は頭がよい証拠だ、といつも言ってたよ」

名付け親は祖母だった。頭のよい子になるように、との思いをこめて「政之」と名付けたという。その由来を聞く機会に恵まれないまま祖母は永眠してしまった。私が想像するに、両親の郷里の新潟県では、自民党の田中角栄元首相が神のように崇められていた頃だから、「政治」から文字をとったのではなかったか。

保育園に通ってから、すっかり人間嫌いの性癖が身についた。子どもの心は純真だというのは大嘘だ。子どもは身体も心も未熟だ。同級生は私をよくいじめてくれた。ずかずかと傍若無人に私に近寄ってきては「おまえ、その赤いの何だ？　気持ち悪いな」と、人を化け物のように見る。そんな他者との出会いは私の心をおびえさせ、萎縮させるには十分であった。

不完全な人間というキャラクター

昭和四〇年代はテレビが一般家庭に浸透しはじめた時期にあたる。テレビ局は子どもたちの心をつかむために数多《あまた》のヒーローを生み出した。ゴジラ、ガメラ、仮面ライダー、ウルトラマン、マグマ大使……ストーリーは今にして思うと陳腐だけれども、子どもの夢見る冒険心をくすぐり、とらえて離さなかった。

キカイダー。

これが私にはじめてつけられたあだ名である。漫画家の石森章太郎の原作『人造人間キカイダー』を実写で子ども向けにテレビドラマ化したものだ。左半身が赤、右半身が青のぬいぐるみをかぶった「未完成」の人造人間キカイダーが悪の使者ギルと、その手下とたたかう物語である。テレビで毎週放映される人気番組だった。小学校にあがる頃には、番組の人気も私のあだ名もすっかり定着した。私をいじめようと企てる悪童にとって「キカイダー」という単語はおそろしく便利な言葉だった。

なぜ赤い肌を右顔面にもっているのか、と小難しいことを考える必要はなく、ただただ「あいつはキカイダーなのだ」とはやしたてることができる。心の小さい者たちにとって、それで十分だったのだろう。あらゆる生活の場所で、ちょっとしたキッカケで「キカイダー」とからかわれた。この言葉を投げつけられると、私の心は石のように動かなくなり、防御と逃亡のすべを求めてあえいだ。が、助けなどくるわけもない。石のように黙りこくり、ただ嵐が過ぎ去ることを待つばかりだった。

逃亡の場所は空想の世界しかなかった。

現実は苛酷であり、理解者は家人しかいなく、その家人とて、学校という一般社会から隔離された空間に足を踏みいれることはできない。小学校に行くことは、それ自体が勇気を奮いおこすことが求められる行為だった。私を「キカイダー」とバカにする者は強く、表立って味方になる者はなく、抵抗するには私の心は数年の間に委縮しきっていた。ただひたすらに、目立たないようにしようと心に決め、無口になり、家にこもり読書をするばかりだった。読書といっても怪獣大図鑑をひろげては、ゴジラの体重、身長、得意技などの文字を追いかけるだけだったのだが。

こんな有様なので友人などできるわけもなかった。それでも「キカイダー」とバカにしない、共に遊ぶ仲間が欲しかった。

外出が冒険だった。

道を歩いていると赤アザのある右側からひそひそと声が聞こえてくる。

「あれ気持ち悪い」

「あれは何?」

「そんなこと言うもんじゃありません」

「ちゃんとお父さんの言うことをきかないとあんな風になっちゃうのよ」

右側には「敵」がいる。

この感覚を子ども心に刷り込まれた。

右側からの視線を恐れた私は、知らず知らずのうちに視線を左側に移す癖がついた。右側を見たくないという意識が強く働いて、右の目蓋が重くなった。右の上目蓋の筋肉が少しもりあがって左右の眼の大きさが変わったほどだ。

片端と叫ぶ友人

小学校三年になってひとり友人ができた。その頃は現在とちがってファミコンなどなく、将棋やトランプが教室内で教師の眼を盗んでやる遊びだった。将棋仲間の神山が私のライバルで、よく勝負をした。家に遊びにいって将棋をさした。お互いに棒銀戦法ばかりで戦っていた。この男とは親友になれるかもしれない、と心躍っていたのだが、ひょんなことで口論となった。バカヤロウとかなんとか言い合っているうちに、神山の理性がふっとんだ。ゾクリとした冷気を神山の視線から感じた。

「片端！　ヤーイ、片端！」

下校する子どもたちがあふれる放課後の校庭に向かって神山は叫び続けた。もぐもぐと口の中でくぐもった言葉を発しようとしたが、怒りのあまり反撃の言葉が出てこない。

神山はもう友人ではない。しょせん、神山も悪童と同じだったのか。その激しい変化をとっさにうけとめられなかった。

くるりと踵《きびす》を返して走った。とにかく家に逃げ込みたかった。二、三歩走って足がもつれた。混乱していた私は勢いよく倒れた。コンクリートの床に額をしたたか打ちつけた。痛みと悔しさで涙があふれた。額から血が流れた。流血と涙でぐしゃぐしゃになった顔のまま歩いた。

〈おれは片端と言われて泣いているのではない、血を流すほどのケガをしたから泣いているのだ〉

と自分に都合のよい理由を心の中で反芻《はんすう》して歩いた。すれ違う大人たちは、赤アザと流血と

涙で凄惨な顔となった小学生を驚きの眼で見つめた。ひとりだけ、通りすがりのおばさんが、

「あんたどうしたの、大丈夫?」

とハンカチを渡してくれた。家にたどりついて血を水で洗い流した。血は流れ去っても赤アザは消えない。母には転んでケガをしたとだけ言っておいた。もう誰も信じられないと思った。結局、誰も彼も同じなのだ。

単純に馬鹿にするか、ひそかに罵倒の刃を隠しもっているかの違いにしか過ぎないのだ。もう、だまされない。

額の傷跡は今も五ミリほどの大きさで残っている。

強さへの憧れ

中学に入学する前年から、バカにされないために何をしたらよいのか考えに考えた。小学校高学年から学校の成績はよかった。これといった友人がいないので、教師の指示どおり予習復習をしたせいだと思う。では、中学では突出した成績をとってみよう。そうすれば、成績不振の悪童たちはコンプレックスからいじめなくなるかもしれない。

中学一年のはじめてのテストで学年順位で五番になった。偏差値意識が社会にひろがりはじめたという時代背景もあったと思う。私は学業面では頼られる存在になった。成績がよいだけで、私のご機嫌をとる者も現われた。しかしちっとも嬉しくなかった。私は、人間とはこの程度のものか、と心の中で嘲笑していた。

次に「いじめられる側」から「いじめる側」になった。この頃、私は毒舌を心がけていた。体の弱かった私はケンカでは勝負にならない。だから議論なら敗けないようになりたかった。少なくとも「キカイダー」と言われたとき、すぐに反論する言葉をいつでも用意しておきたかったのだ。

友人関係のもつれで落ち込んでいた同級生を、言葉で虐待して数日間の登校拒否に追い込んだこともある。人間関係の手綱《たづな》さばき次第で、気に入らない人間を簡単に排除できることを学んだ。私は赤アザを理由に登校拒否をした経験がない。健常者たちの中に見つけた意外なもろさに奇妙な優越感を感じた。精神的弱点を突けば、誰もが弱い存在になるということを知った。知的障害の子もいじめた。やめろよ、と誰も強く抗議しないことは、自分がいじめられたときと同じだった。教師に説教をされるたびに「もうやりません。でも僕よりもいじめを傍観している人のほうが説教されるべきではないのか」などと反論していた。

不良、ツッパリと言われる人たちと付き合うようになった。彼らは私を自分たちのグループには決して入れようとしなかったが、側にいることは許してくれた。他校の生徒とケンカをしたこともある。しかし私の顔を見たという証言で、教師にケンカが発覚してこってりとしぼられたこともある。目立つ顔だとケンカもできないのか、と落ち込んだ。

中学三年になって彼らとの付き合いをやめた。ある教師は「石井は賢い。内申書を意識しているな」とにやりと笑った。私はその教師の想像力の貧困さに呆れた。赤アザをもった人間が中卒で生きていく苛酷さを想像してこわくなったのだ。私は中卒で社会に出ようとするツッパりたちほど強くはなかった。

受験先として工業高校を選んだ。進学校、有名大学のコースに生理的な嫌悪感を覚えていたからだ。顔形や人格とは無関係で、仕事の優劣だけが評価の基準となる世界に憧《あこが》れていた。姿形も性格も「普通」以下だからと思い詰めていた。「普通」という言葉に強烈な反発を感じていた。なぜなら顔に赤アザのある私が「普通」の人生を送ることができるのだろうか。アザのない「普通」の人たちと同じような勉強をしても、顔によって優劣が判断されるような時、私は「普通」に扱われないのではないか。高校の「普通科」に進学し、大学受験をする「普通」のコースに乗ってしまえば、私は一ランク下の人間として見られるのではないか。誰もが選ぶ「普通」のコースに進んではいけない、それは「普通」の人たちとの格差をどんなときでもはっきりと見せつけられる人生につながっているのではないか。

そして私は一〇〇パーセント合格すると教師が保証した工業高校電気科に入学した。すぐに柔道部に入部した。当時私の身長は一六三センチ、体重四八キロ。投げとばしたい、殴ってやりたい人間は実にたくさんいた。しかし、相手は私の体格を観察し、絶対に反撃できないことを承知のうえでいじめてくることは、これまでの学生生活で身に染みていた。私は抵抗するには、心も身体も弱かった。高校生活で格闘技を習得し、このコンプレックスを払拭《ふっしょく》しなければ将来に禍根を残す、と真剣に考えた。

絶望的に弱い柔道部員だった。まず基礎体力がない。腕立て、腹筋、スクワット（屈伸）という筋力増強のためのトレーニングを他人の三倍はやった。小柄な体で大きな人間を投げ飛ばすのに適した、背負い投げばかり練習した。ちっとも強くならなかった。平均的な高校柔道部員ならば半年で取得できる初段の黒帯に一年もかかった。ところが、二年生になると基礎練習の努力が認められて、副主将になってしまった。後輩に練習させる係みたいなものである。他にふたりの副主将がいたが、彼らはもちろんその名にふさわしい実力をもっていた。

一年の練習で身長一六七センチ、体重五八キロになった。

いくらかましな身体ができた後、私は長い間の憧れだった「完全な顔」を手に入れることを夢見るようになった。

2章　不治宣言

いまの技術では治りません

人はつらいことがあると夢を見るようになる。

いつしか私は赤アザのない「完全な顔」を夢見るようになっていた。

「もし、赤アザが治れば俺の人生は何もかも変わる。だけど、そのために医者に行ってどこまで治るかを確認しなきゃならない。ドライアイス治療をうけてから一〇年以上たった。赤アザをきれいに取り去るくらいの技術は完成しているだろう」

夢がさらに夢をよび、完全に治るに違いない、という思い込みに変わっていくのに、あまり時間はかからなかった。

一九八一（昭和五六）年高校一年の秋。私は母に真剣な話を切りだした。

「アザを治療したい。保育園のときに受けたドライアイス療法は効かなかったけど、治るなら植皮もやってみたい。治療中は、顔に包帯をまくことになっても自転車で毎日学校に行くから」

母はじっと私の声に耳を傾けていた。言葉少なに母は言った。

「じゃあ、今度一緒に病院に行こうか」

名古屋大学医学部附属病院のひび割れたコンクリートの壁は昔そのままだった。廊下を歩くと消毒の匂いが鼻についた。白い蛍光灯がコンクリート壁を照らしていた。白衣の看護婦が忙しそうに医療器具を台車にのせて動き回っていた。ドライアイス治療をしていた十数年前は、待合室にも診察室にも子どもと母親ばかりがあふれていた記憶がある。

母とふたりで病院の診察室で若い医師と対面した。

ドキドキした。どこまで治るのだろう。完全に治らないまでも、よくなる可能性をほのめかすような医師の言葉を聞き漏らすまいと、耳をそばだてた。

若い医師はためらいがちに言った。

「いまの技術では完全には治りません」

張りつめていた心がぐらりと崩れた。病院に行くことを決めたとき、治らない可能性も考えていたし、そのときの心の準備もできていると思っていた。

ヒック、ヒック、ヒック。

喉の奥底から嗚咽《おえつ》がわきあがってきた。涙があふれた。感情が抑えられなかった。

「治りませんか?」

自分の声が自分のものと思われなかった。喉をふるわせているのは自分でないような感じだった。

研修医と思われる若い医師は、力なく首を左右にふって、私から眼をそらした。

母だけが私の横で毅然とした態度で座っていた。この結論をうすうすわかっていたのだろう。医師は私にアザや傷跡を隠すカバーマークという専門の化粧品があることを教えてくれた。診察室の横にある汚い便所で顔を洗って、外へ出た。赤アザと共に生きていくしかない、もう左右対称の肌色の皮膚を手に入れるという夢は見るだけむだなのだ。父が車をまわして待っていた。親子三人で家路に向かう車中で私は吠えた。

「俺を馬鹿にする連中を見返してやるよ」

精一杯の虚勢だった。両親は何も言わず、ただだまっていた。

「政之、何か欲しいものはないか。買ってやるぞ」

と父が重苦しい沈黙をやぶった。

何も欲しいものはない。が、腕時計を買おうと思った。今日という日を一生忘れないためには、時間を刻む時計がふさわしい。

時計を買ってもらいながら、口元を歪めて笑った。ドライアイス治療で痛む頬をおさえながら、怪獣人形を買ってもらった保育園の頃と何ひとつ変わっていない自分に気がついたのだ。

なんとかなるだろう。

そして私はその直後、実戦空手で有名な道場に入門した。高校の成績は常に上位を維持した。そうするうち面と向かって赤アザのある男を罵倒する者はいなくなった。治療への関心は次第に消えていった。幻想にかかわっているよりも、赤アザのある男としてどう生きればいいのか、を考えるようになった。それは一〇代の高校生には大問題だった。

「新しい顔」を手に入れるために

「私にもアザがあるのよ。私のはあなたと違って黒アザだけど」

三面鏡を正面に、私のうしろにたっている女性はさりげなくつぶやいた。思わずからだをねじってふりかえった。

疑惑の視線をあびせかけた私に、その人は冷静だった。

彼女は美しい顔立ちをしていた。よく見れば少し厚化粧かな、と見えなくはない。だが、左右の頬の皮膚には、膨れるタイプのアザにありがちな、でこぼこした盛り上がりもなく、若い女性特有の張りがあった。

彼女の口調は真剣だった。私の疑惑の視線にたじろぐことがない。彼女は化粧品の入った引き出しに手をかけた。どうやら私に黒アザを見せるために化粧を落とすらしい。

「でも、化粧を落として、それからもとの顔にもどすのはたいへんじゃないんですか。別にいいですよ」

と声をかけた。しかし、彼女は黙って化粧を落としはじめた。

今となっては、左右のどちらだったのか忘れてしまったが、片方のこめかみに脱脂綿をあてて肌色のファンデーションを取りのぞいた。完璧にメイクされた、美しい顔の一角がするするとはがれていった。

メイクの下からうっすらと黒い皮膚があらわれた。こめかみに黒い楕円形のアザがあらわれた。

山川静子さんは、黒いアザを私に見せるとすぐにメイクをし直した。もとの顔に戻った彼女はにこやかに笑った。

顔のアザを隠す化粧品、カバーマークの歴史

アザを隠す化粧品「カバーマーク」を販売しているオリリー社の一室だった。

山川さんは、カバーマークの使い方をアザのある人のために指導する「カバーマーク・アーチスト」であり、オリリー社社員として働いていた。

大学病院でアザが完全に治らないと知らされた私は、進路を考えはじめた高校二年の終わり頃になって、オリリー社を訪れた。社会に出て働くようになったら、赤アザを隠す必要に迫られる時がくると思ったからだ。オリリー社の名古屋支社で私に応対してくれたのが、山川さんだった。

顔のアザを隠す化粧品、カバーマークが商品化されるには、ひとりの女性の努力があった。オリリー社の歴史を記録した『出会い、そして奇跡――愛の灯を点して二五年』(中川幸子著・自費出版・一九八六年発行)は次のように記している。

アメリカにリディア・オリリーという顔に大きなアザを持つ女性がいました。両親は各地の病院を訪問しましたが医学の発達しているアメリカでもアザを消す事はできませんでした。彼女の青春はずいぶん辛かったといいます。

それでも彼女は優秀な成績で大学を卒業し、あるデパートの就職試験を受けました。しかし、アザがあるため人と顔を合わす仕事は不向きであると冷たく断られました。

こんな辛い日々を送っていたある日、気晴らしに庭のアヤメを写生していました。ところが、いよいよ完成に近づいた時アヤメの花びらにあやまって黒い絵具を落としてしまったのです。彼女はあわてて別の絵具でその黒い色を塗りつぶし、完全に修正しました。そのときにハッとひらめいたのです。私の赤アザも、きっとこの絵を修正したように、きれいに隠せるのではないだろうか――。

それからというもの、彼女は研究に研究を重ね、一つの塗布剤を発明しました。そしてそれを「カバーマーク」と名付け、自分だけで使っていました。

ある日、足の病気で病院に行った時、待合室で自分と同じアザのある人を見つけたのです。彼女は是が非でもカバーマークを知らせてあげたいと考えドクターの前で素顔を見せました。アザの治療法の全くない時代ですからドクターは大へんおどろき「これはあなただけのものにしないでぜひ公開しなさい」と奨めました。

そして彼女は、アザで悩む人々のための事業として会社を設立しました。そして他の化粧品会社が類似品を発売し、利益のみを追求しないように、血のにじむような思いをして、特許を取りました。アメリカ政府は、彼女の功績を高く評価し、免税の恩典を与えたのです。

オリリーがカバーマークを発明したのが一九二八年。このカバーマークが日本で発売されたのが一九六〇（昭和三五）年。私だけでなく多くの人が「新しい顔」を手に入れたのだろう。

戦争孤児とカバーマーク

第二次大戦後、日本には米軍が占領軍として駐留した。この時代に米兵と日本女性の間に多くの子どもたちが生まれた。米兵の中には父親としての義務を果たさずに、妻子を捨てた者がいた。生活苦から子どもを捨てる母親も多かった。

戦後、この両親に見捨てられた混血児を育てるために孤児院「エリザベス・サンダース・ホーム」を設立したのが沢田美喜だった。彼女はこの孤児院を一九四八年に開き、五年間に「GIの子」「ぱんぱんの子」と、その頃呼ばれた混血児を一三〇人育てた。結局、このホームで育ち、巣立っていった孤児の数は二〇〇〇人を超えたという（近藤孝「映画にみる人と病」、隔月刊『トリートメント』通巻三二号、一九九六年一月、さいろ社）。

その孤児の中に黒人との混血児が何人かいた。彼らが自分の黒い肌を風呂で皮のむけるほどこすっているのを見たり、子どもたちが成人して嫁ぐとき、その時だけでも白い顔で、美しい花嫁姿にしてやりたいと、沢田は常に思い悩んでいた。

沢田はアメリカ旅行中、たまたまニューヨークの五番街を歩いていて、カバーマークを知った。カバーマークの発明者オリリーと出会った沢田は、オリリーが美しい化粧を落として自分の顔の真っ赤なアザを見せてくれたことに感動した。

「ぜひ、これを日本の同じ悩みをもつ人たちにもつけてあげたい」

この時、オリリーは沢田へ最後にこう言ったという。

日本の広島の原爆乙女二三名が、いずれもその醜い爪痕をこのカバーマークでかくすことを教えられ、その上、必要な製品をすっかり寄贈されて日本に帰った。

（前掲書『出会い、そして奇跡』）

カバーマークは赤アザのある女性によって開発され、人種差別に苦しむ混血児のために奔走した女性によって日本に紹介された。それればかりか、日本ではじめての利用者は原爆被害者だった。

なぜ俺が化粧をしないといけないのだ？

オリリー社のメイク室に通され、大きな鏡の前の椅子に座らされた私は緊張でガチガチになっていた。そして、顔にアザのない若くて美しい女性販売員に、私の気持ちなどわかるはずもないと思っていた。その不信感を見てとった山川さんが、自分のアザを私に見せてくれたのだ。

山川さんは私の右頬にカバーマークを塗っていった。

肌色のファンデーションがこめかみから右頬全体を覆っていた。私の顔にとりついた赤アザが肌色のファンデーションに隠れて消えていった。まるで、赤アザなどはじめからなかったように、ツルンとした平面的で人工的な肌色が、赤アザのかわりに右頬に陣取った。日焼けをしたり小さなシワのある自然な左頬とは違う肌色だった。

それはポスターカラーのような毒々しい肌色。頬の表面のゆるやかな起伏、肌の小さな凹凸、うぶ毛の毛根、小さなシミ、こうした微細な、肌が肌であるための有様を、カバーマークがすべて塗りつぶして均一にした。

山川さんの指先は休むことなく、次のメイクの段階に進んだ。左手の甲をパレットに見立てて、様々な色彩のカバーマークを混ぜ合わせて、軽やかな指さばきで、新しくつくった色を右頬にのせていった。ピンク系の色を頬骨の出ている部分にのせて頬の紅潮に近づけた。

彼女は私の背中ごしに左頬をじっと見つめ、左右対称の色合になるように右頬に色をのせていく。

水彩絵の具で肖像画を描く画家のように指を動かしては、私をリラックスさせるためにとりとめのない話をしてくれた。

私は、こめかみへのはじめのひと触れで困惑した。指先についた肌色のファンデーションが赤アザの上をはしって、こめかみから頬にかけて肌色の線が生じただけで、自分の顔が変わっていくことに不安を感じた。

「俺は何をやっているのだ?」

鏡の前の椅子にすわり、自問自答した。顔はどんどん変わっていく。

「カバーマークが必要なときが将来かならずくる。その時のための備えなのだ」

しかし、そんな私の決意とは裏腹に、もうひとりの私が抵抗していた。

「なぜ俺が化粧をしないといけないのだ?」

山川さんは、私の葛藤を知らぬまま、にこやかな微笑みをたたえながら私の顔を変えていった。

エンゲージリング

カバーマークを塗られて「別の顔」になってゆく。鏡の中に、私でない顔が「完成」していくにつれ、私は何でもよいからしゃべっていないと落ち着かない気持ちになっていった。

それに、一七歳だった私はそれまで、同じ境遇にある人と話したことがなかった。はじめて会ったアザをもつ人、山川さんにはアザをもっている人の心情が理解できるに違いないと期待した。

とにかく彼女に、いろいろなことを聞きたかった。初対面なのに心から話し合える「人生の先輩」に見えた。

なぜオリリー社に入社したのか?

いつからカバーマークを塗っているのか?

カバーマークを知ったきっかけは何か?

いつカバーマークを塗っているのか?

そして、あなたは黒アザをもって生まれて幸せだったのか?

頭の中は湧き上がってくる質問であふれた。けれど初対面の人間が尋ねるにはぶしつけな質問ばかりだった。

「石井くんは好きな人いるの?」

「いや、いません。山川さんはいるんですか?」

彼女は左手をすっと私の顔の前に突き出し、手の甲をひらめかせた。五本の指がのびやかにまっすぐたっている。

「え、何ですか?」

「指輪……」

「は……ユ・ビ・ワ?」

「エンゲージ・リング」

私の眼の網膜がようやく像を結んだのは五本の指の一本に、銀色に輝く指輪だった。

思わずふりかえると、指輪に魅せられた表情の山川さんの顔が視界に入った。私はなぜかうろたえた。そしてもういちど彼女の顔をまじまじと見た。

幸福に輝く女性の顔だった。

ついさっきの黒アザを見せたときの、世間、社会との対峙《たいじ》をうかがわせる毅然とした、あの虚空を見つめる寂寥感ただよう眼差しは微塵も感じられない。

顔にアザがあると恋愛も結婚もできないに違いないという、頑《かたく》なな私の思い込みが消えた瞬間だった。

アザのある人間を愛する人間がこの世界に存在するとは思いもしなかった。

山川さんの輝くような表情は、当たり前の幸福に満ちていた。

アザがあっても結婚できる。

愛する人があらわれる。

一七歳の私はアザをもちながらアザのある人の人生についてまだ何も知らなかった。

映画の中の、もうひとりの私

カバーマークの使い方を学んでも日常生活では使わなかった。男だらけの工業高校で容貌を気にする必要はほとんどなかった。だからもしカバーマークを使うとすれば、休日か放課後といったプライベートな時間に限られる。

はじめてカバーマークをつけて外出するのを、いつにするか、それが問題だった。

考えた末、柔道部の友人と映画を観に行くことにし、その日を「決行の日」とした。その前日、私は友人に電話でこう話した。

「明日は〈変わった格好〉をしていくから驚かないでくれ」

翌朝、ある地下鉄の改札口で待ち合わせをした。約束の時間より先に場所についた私は、はじめてのカバーマークをしていた。薄茶色のサングラスをかけて、目元の不自然さをごまかした。こちらから声をかけないと友人は私に気づかないだろう。

本人は改札をでて、キョロキョロと周囲を見回していた。やっぱり私に気づかない。

「おい、俺だ」

ギクリと立ち止まった。彼の眼が一瞬、大きく見開かれるのが見えた。

「おお、石井か。わからんかった。びっくりしたぞ」

「悪いな」

「それどうしたんだ？」

「アザを隠す特別な化粧品があってな。今日はそれをつけてみたんだ。まぁ、おまえなら大丈夫だと思ってな」

「そうか。それにしても驚いたぞ」

地下鉄の出口から出て街を歩いた。すれちがう人たちは、私が顔にカバーマークを塗っていることに気づいていない。

変装をしているんだ。

それを知っているのは隣を歩いている友人だけだ。

指名手配の犯罪者になったような錯覚に陥《おちい》った。もしここで警官に職務質問でもされたらどんなことになるのだろうか。警官は顔をじっくりと見る。次に身分証明書の提示を求めてくる。写真の顔と、目前に立っている私の顔が全然違うことに気づく。警官はどちらの顔が本物なのかと、もう一度私の顔を見つめ直すだろう。

考えすぎだ。頭を切り替えよう。

しかし想像は膨らんでいく。

左右の顔の肌の色が微妙にちがっていることなど、少し注意して見ればすぐに見抜ける。警官は「事件」のにおいをかぎとり、こういうだろう。

「おい、おまえ、その顔は何だ?」

ここまで想像して、それ以上考えるのをやめた。

友人に会うまで独りきりでバスと地下鉄を乗り継いで来ただけで、私は緊張のあまりクタクタに疲れていた。無言で私の横を歩いている友人も、どう声をかけたらよいのか戸惑っているはずだ。しかし、彼が私を確認したときの態度は立派だった。驚いたはずだ。でもその感情をうまくコントロールして平静さを保っていた。この男は思っていた以上に大人であり、タフな精神の持ち主のようだ。

アニメ映画を観た。当時テレビのゴールデンタイムに放映していた番組の劇場用作品だ。スピード感と軽妙なギャグに人気があった。

映画館は薄暗い。上映中は、横に座っている人の表情を読み取るのが難しいほどに暗くなるが、注意して凝視されたらひとたまりもなくカバーマークをしていると見破られてしまうだろう。しかも右半面だけ塗っているという「異常性」は、他者にいいようのない不安や恐れを抱かせるのに十分だろう。

席についても落ち着かない。

また不安が膨らんでいく。

「なぜ右だけ化粧をしているのか。しかも男なのに……」

そういう疑念と嫌悪感が私に向けられるのは避けられない。それにいちいち答えたくはない。

「右半面に赤アザがありまして、それを隠すために塗っているんです。そのために専用の化粧品があって、それを使っているんです」

と答えたとしよう。だが、それだけの答えで他人が納得するとは思えない。

映画館という空間はどんなに人が集まろうと、映画を観ている間は客は孤独になれる。スクリーンを観に来ているのであって横にすわった観客の顔を凝視するために来ている人間はいない。映画館は、はじめてカバーマークを塗って外出する場としては格好の空間だろう。

二本目の映画の上映がはじまった。

新鋭、相米慎二監督の『ションベン・ライダー』だ。少年少女四人組がスクリーン上でアクションを繰り広げていた。

朝から緊張しっぱなしだった私はすこし疲れていた。ボーッとしてスクリーンを眺めていた。次の瞬間、スクリーンにあらわれた男の顔をみたとき、驚きのあまりアッと声をあげそうになった。

右顔面の半分を赤アザに覆われた男が悪役として登場してきたのだ。

私がカバーマークを塗って映画を観に来たことが館内全員に知られている、いや映画監督も知っているのか、という考えが一瞬脳裏に閃《ひらめ》いた。

そんなはずはない。ただの偶然だ。

スクリーンでは赤アザの男が悪役を演じていた。どんな役どころなのだろうか。赤アザが映画のストーリーに重要な位置をしめているのだろうか。

頭の中を様々な考えがかけめぐった。

横に座っている友人にチラリと視線を走らせた。

彼はにらみつけるような力のこもった眼でスクリーンを見つめていた。身じろぎひとつしない。

スクリーンで「赤アザ男」は、ボスの命令に忠実な悪役を演じていた。赤アザを説明したり、中傷するような台詞《せりふ》はなかった。

勇気をふるい起こして、生まれてはじめてカバーマークを塗って街へ出た。誰からも好奇の視線を浴びず、最も安心できると考えて入った映画館だった。そこで私は巨大なスクリーンいっぱいに赤アザを見せつけられた。

カバーマークで「普通の顔」を演じる私。

赤いメイクで「赤アザのある男」を演じる映画俳優。

私たちふたりは薄暗い映画館の中で、スクリーンを通して互いの存在の嘘を暴きあっていた。

人生はなんて皮肉に満ちているのだろう。

ディスコの女

カバーマークはたとえかりそめのものとはいえ、それを使う者に「新しい顔」という可能性を与えてくれる。

発明者のオリリーは、その効用を次のように宣伝した。

「カバーマークの最大の目的は心の苦痛を取りのぞき、精神的な安静を得ていただくことにある」

女性には化粧をすることが社会から文化として認められている。しかし、男性が使うとなるとかなり抵抗感を伴う。私もそうだった。

はじめてカバーマークを塗った日以来、化粧をすることに少しずつ慣れていった。友人たちとディスコに行ったこともある。もちろん、カバーマークを塗って。

ある日の夜、ディスコでウイスキーをコーラで割って飲み、しこたま酔ってしまった。酔うほどに顔は火照《ほて》ってきた。それとともに左頬はアルコールで紅潮していた。カバーマークを塗った右頬の色に変化はない。サングラスをかけたことと、ディスコの薄暗い照明の下が幸いして、その不自然な顔色を誰も不審に思う者はいなかった。踊っている眼前で不審そうに私の顔を見る人間がいたとしても、暗がりに消えてしまえばそれ以上の追及をする者はいなかった。

若い女に声をかけた。するするとこちらに寄ってきた。素顔では考えられないことだ。狭苦しい廊下では、即席のアベックがキスをしたり身体をまさぐりあっていた。

ご愛敬とばかりに肩を抱く。

女はこちらに身を寄せてくる。

ディスコの店内は薄暗い。女は私の顔を見ようとしない。ただ、左肩にもたれかかっているだけだ。もし、右肩にしなだれかかってきたならば、化粧に勘付いたかもしれない。茶色のサングラスから一瞥したところ、女は私の本当の顔に気づく様子はない。

ため息をひとつついた。

面倒臭くなってきた。

ご挨拶がわりに肩を撫でた。

女はさらに身体をすり寄せてきた。

友人がニヤニヤして私を見ている。

「俺、帰るよ」

私は女を残して立ち上がった。

「新しい顔」の効果はこの程度のことか。しかし、この顔を使いこなすにはたいへんな時間と労力が必要なようだ。私はまだそこまで役者にはなれそうもない。よしんば役者になれたとしても、ふたりでラブホテルに入って明るい部屋で向きあえば、顔の化粧を見抜かれることは火をみるよりも明らかだ。

もうディスコに足を運ぶ必要はなくなった。

3章　この顔でどんな仕事ができるのか

顔は人生に大きな影響を与える

一八歳、高校三年になった。将来どうやって生きていくのか決めなければならない年齢だ。私はカバーマークを塗ってもらった体験から、オリリー社に就職することを考えるようになっていた。

あそこでなら、顔にアザのある人間が、他者からの視線を気にすることなく、自由に生きる人生を見つけられるだろう、と想像した。

工業高校の卒業生のおよそ九割は、大学に進学せずに就職していく。

オリリー本社の人事部に手紙を書いた。「大学卒しか採用しないから、卒業してから来なさい」という返事がかえってきた。よし、わかった。

工業高校では電気工学を勉強していた。化粧品に関係する学問というものが何なのかさっぱりわからなかった。とりあえず、化粧品とは化学物質である、だから、化学関係の学問をすればいいのだろう、と思って大学受験の勉強を始めた。

勉強をしながら脳裏に浮かんだのは、赤アザのある男が生きやすい職業、企業とは何だろう、ということだった。

顔は人間にとって特別なものだ。人は顔をつきあわせてコミュニケーションをする。目のみえない人を除いて、顔から受け取るイメージや印象を無視して人はコミュニケーションできない。その顔がどんな容貌なのかによってその人の人生が変わることがある。

美しい人は、就職や恋愛で有利だ。

この考えを生活の中から実感し、うなずく人は多いだろう。

つまり、顔は人生に大きな影響を与える。

その顔という器官はいったい何なのだろうか。

『顔の本』（講談社／中公文庫）を著した香原志勢《こうはらゆきなり》は、次のように書いている。


顔とは、本来、全身の先端にあって、ものを食べる口を中心とした部分に、いくつかの感覚器がそなわったところであったが、人間では、顔は人格をあらわす器官となってしまった。

人間のアイデンティティ（自己同一性）は、顔のなかにまずあらわれる。それだけに、顔はたんなる名札のような個人確認のための道具ではなく、それ以上の実体である。

人が他者を確認するために、最も一般的な目印が顔だということに異論を唱える人はいないだろう。

では、顔に「普通」にはない特徴をもってしまった人――顔にアザや傷、火傷など人目につく「障害」は、どんな「目印」として人に認識されるのだろう。

スティグマ

古代ギリシャの人々は、ある特定の肉体上の徴《しるし》を「スティグマ」と呼んだ。スティグマは、それをもった人には何か異常なところや悪いところがあると暗示する。古代ギリシャではスティグマは奴隷、犯罪者、謀反人の肉体に刻み込まれたり焼きつけられた。彼らは社会から汚れた者、忌み嫌われるべき者、避けられるべき者として生きることを余儀なくされた。

スティグマは不名誉と差別のしるしだ。

アメリカの社会学者ゴッフマンは最初にスティグマをこう定義した。

スティグマとは欠点、短所、ハンディキャップであり、人の信頼をひどく失わせるようなもの、そして他の人々と異なっていることを示すもの、それも望ましくない種類のもの。恥ずかしい異常さ。

(『スティグマの社会学―烙印を押されたアイデンティティ』)

ゴッフマンはこの考えを発展させて、「三つのスティグマ」があるとした。

第一は「身体的スティグマ」。身体障害者、先天性の障害者など、人が見ればすぐにその特徴がわかる性質を示している。

第二は「精神的スティグマ」。精神障害者、犯罪者あるいは同性愛者などの人たちの考え、行動のことだ。

第三は人種、民族、宗教などの「集団的スティグマ」。移民や貧しい地域の住民なども含まれる。人種差別の対象となる人たちのことだ。

ゴッフマンはこの三者には、古代ギリシャに由来するスティグマのある人々と共通の特徴があるという。

その特徴とは、スティグマのある個人が、(1)人々の注意をひき、(2)出会った者の顔をそむけさせ、(3)その個人がもつ他の性質が無視されるようなものであり、(4)その特徴さえなければ、問題なく通常の社会で受け入れられるはずのもの。

こうしてゴッフマンは、スティグマという言葉を、社会から差別される可能性という概念にまで広げていった。

このようなゴッフマンの考え方を利用すると、「顔に『障害』のある人たち」は、人が見ればすぐにその特徴がわかるため「身体的なスティグマをもった人たち」と言うことができる。

アザとは「しるし」

アザとはどんな意味をもった言葉なのだろうか。『日本国語大辞典』(小学館)で意味をたどると、アザは「皮膚の一部分に局限する色の変化」とある。だが、痣《アザ》は志《こころざし》が病む、と書くように、人の心を映すものとして考えられてきた側面もある。

日本最大の古代説話集、『今昔物語』には、仏の使いである黄金の鹿に禁をやぶって矢を放った男の話がある。彼は「鹿を射たのか」と問う者に嘘をつく。すると、男の顔にはアザが浮かび上がったという。嘘をつくものに現われる記号としてアザが紹介されている。体に「しるし」のある者は悪者であるという意味も付与されている。『今昔物語』のこの一節には、ギリシャのスティグマと同じ意味がこめられているのだ。

アザは英語ではMARKとも言い、これは「しるし」「記号」「目をつけること」「ねらうこと」「注目すること」という意味だ。

いずれにしても、よい意味ではない。

アザはスティグマのひとつなのだ。

「ブラック・ジャック」になれなかった理由

顔にアザのあるオリリーがデパートに就職できなかったように、私にも就職できない職業があるだろう。はじめから不可能なことにエネルギーを使うことは時間の浪費だ。

真っ先に思いついた職業は医師だった。皮膚科か形成外科の医師になって、赤アザを取り去る名医になろう。これはいいぞ。しかし、待てよ。顔に赤アザのある医師が、アザを治療するというのはおかしいじゃないか。患者はそんな医師を信用してくれるだろうか。

やはり、完全に医師に治してもらって「普通」の顔になってから医師として仕事をしないと、患者は診察室で戸惑うだろう。なぜなら、顔が治っていない医師が患者の顔を治すなんて不自然だからだ。医師になるためにはアザの完全な治療法が確立するまで待たないといけないのか。

それに工業高校ではいわゆる受験対策の授業がない。だから医学部に入学するには浪人を覚悟しなければならない。予備校と医学部の入学金や学費がかなり高額になることくらい高校生の私にもわかっていた。

両親に相談すると「そんなカネはない」ときっぱり言われた。

医師になることはあきらめよう。

しかし、漫画の世界では顔に傷のある医師が活躍していた。かの有名な手塚治虫原作の『ブラック・ジャック』だ。これはフィクションだから現実にはありえないと割り切ることにした。

医師の次に考えた職業は新聞記者だった。顔に赤アザがあることでいじめられたりバカにされた経験は、「正義の味方」の職業人、新聞記者に活《い》かせるのではないか。だが、顔にアザのある人の取材を普通の人が自然に受けられるものだろうか。これも難しそうだ。

最後に考えたのが僧侶だった。顔に赤アザがあるような男を、どんな好運があろうとも好きになる女などどうせ現われない、好んで採用する会社もないだろう。ならば、いっそのこと出家して現実の社会から逃げだして隠遁《いんとん》してしまえばどんなに気が楽だろう。だが、待てよ。丸坊主になれば頭髪の下に隠れている赤アザもすべて現われる。これには耐えられそうもない。そんな坊主に心許す人などいないだろう。

悶々として、受験勉強に専念した。どうにか工学部の化学関係の学科に合格した。

遺伝子レベルでアザを治せないか？

大学に籍を置いていた一九八〇年代は、バイオ・テクノロジーという言葉が科学の世界で流行していた。生命活動を分子レベルで研究しようという学問だ。遺伝子が人間の肉体を決定する大きな要因だということは知っていたからとても興味をもった。奇形は遺伝子が何かのキッカケで傷ついたときに起こるらしい。私が生まれた昭和四〇年頃には、サリドマイド事件という薬害が発生した。妊娠中にサリドマイドという睡眠薬をのんだ女性が、両腕のない子どもを産んだ。テレビでその報道を見て、製薬会社はとんでもないことをする、と怒ったことは覚えていた。

バイオ・テクノロジーを研究すれば、生まれる前に赤アザのある子どもかどうかがわかるのではないか。もし、わかるならば赤アザのある子どもを産まなくても済む。いや、それでは遅い。赤アザのある子どもが生まれる理由を、研究によって探り出して、絶対にそういう子どもが生まれないような胎内の環境をつくることはできないだろうか。

これは面白いかもしれない。

アイデアノートをつくって、夢の化学反応式をせっせと書いては構想を練った。

もし成功すれば『ブラック・ジャック』の科学者版ではないか。

ところが、科学の進歩が人間の幸福につながるという単純な思い込みが崩れるのにあまり時間はかからなかった。

後に医療問題について知るようになり、私のやろうとしていたことは、「出生前診断」と

「遺伝子治療」だと気がついた。これは、異常をもった人間が生まれないようにしようという医療技術だ。血管腫も出生前診断でわかるという。私はそのことを知って、とても居心地が悪くなった。アザのある者が生きていて何が悪いのか。そういう子どもがいなくなったほうがいいと考えていた、自分の心のありように、気分が悪くなった。

ある日、立ち寄った書店で『化粧品の秘密』という本を見かけた。

お、これは化粧品会社に入社するには読んでおかないといけない本だぞ、と思って立ち読みをしていくうちに、目から鱗がポロポロと落ちていった。

発癌性《はつがんせい》物質やある種の色素化合物が、健康な皮膚を破壊して黒皮症という病気にさせるというショッキングなレポートだった。むさぼるように読みながら、化粧品会社への期待はガラガラと崩れていった。

同じように、医師になるという夢も本によって揺れ動いた。大学病院の内幕モノのドキュメンタリーを読んで、患者を軽視した医療が構造的に行われていることを知った。

困ってしまった。八方ふさがりになった。

技術者集団に適応できない自分を発見

そんな頃、三年生で配属された研究室で直属の先輩と教官に嫌われ、仲間はずれとなった。研究室とは研究について議論をする場、と思っていたのだが、私の目からみると、黙々とデータを出すだけの学生が、小集団で身を寄せあっているだけの閉鎖社会にしか見えなかった。一般的に工学部のカリキュラムは忙しい。私は日々の勉強に追われて余裕がなかった。コミュニケーションの断絶は日に日に広がった。

知識の吸収と研究によるデータとりに毎日追われているうちに、研究室という閉鎖社会が純化されていく。研究によって得られるデータを見て、やりがいを心から感じる人間は多くはない。「科学とは好きなものがやればよい」と言った名物教授がいたが、その通りだと思う。

なぜ、やりがいを感じないのに、日々黙々とデータを取っているのだろうか。ハイテク機器を見つめる先輩の視線からは、二〇代前半の若者のもつ活力を感じることはできなかった。老成しているとも言えない。ロボットのような無機質なさびしい人形が働いていると見えた。

しかも工学部の研究室は善くも悪くも、将来働くであろう企業の研究室のコピーだ。将来の仕事がある程度は予測可能だ。

人生のほとんどを機器とデータを前にして生きる。これを喜びと感じることはできそうもない。どうやら私は研究者やエンジニアにも向いていないようだ。

化粧品会社、医師、エンジニアをめざすことを、こんなにあっけなくやめたのはなぜなのだろう。それは「組織」に適応する能力が自分には備わっていないという、直感めいた確信のためだったのではないか。

これからどうやって生きていこうか。

迷ったときは、アザの存在が私の心の中で、どんどん大きくなっていく。

化粧で赤アザを隠し続ける生き方とは何か。

化学をカバーマークの基礎研究に役立てようという試みは無意味ではないか。

医学でアザを取り去ることにどんな意味があるのか。

そもそも、そこまでこだわって、手に入れたい「完全な顔」とは何か。

こんなことを思い詰めている自分が滑稽に思えた。


自分の頼っていた価値観がガラガラと崩れていった。

私はおずおずと退学届を書いた。

だが、私に卒業だけはしろと言ってくれた教官が、幸いにも私を引き受けてくれた。私はその研究室で大学生活最後の一年間を有機化学の基礎研究に没頭した。

ホルマリン漬けの赤ん坊――ヴェトナムで遺伝子戦争を目撃する

その病院の一室、その壁一面には、小脇にかかえられるほどの大きさのガラス瓶がずらりと並んでいた。

頭蓋骨が肥大して、目が三つある赤ん坊のホルマリン漬けの人体標本が、虚無の視線を私に向けていた。

ヴェトナム、ホーチミン市。二重胎児のベトちゃん、ドクちゃんを育てていることで世界的に有名な病院の一室に私はいた。

科学はここまで悪用されるのか。

一九八七年、大学四年の夏、私は卒業旅行でヴェトナムを歩き回っていた。院内に陳列されたホルマリン漬けの奇形児たちの標本を写真に撮った。なんだか罪を犯しているような気持ちだった。ヴェトナム解放戦線が米軍を苦しめたかつての激戦区、メコンデルタ地帯を歩いた。デルタ地帯の子どもたちは、日本の子どもたちと違って、私の赤アザをはやしたてるようなことはしなかった。街頭で乞食をしている身体障害者には、アメリカ軍の空爆による被害者にまじって、枯葉剤の影響と思われる先天異常を背負って生きている者もいた。

ヴェトナムでは、普通の人からの蔑視の視線を感じなかった。生まれてはじめて、味わう解放感だった。

ヴェトナムにきてよかったと心から思った。

ヴェトナム旅行のキッカケは、小説マニアの友人の一言だった。

その前年の大学三年生から友人とミニコミ誌をつくり、世界を旅した中部地方在住の冒険家にインタビューをしていた。研究ばかりの学生、教官しか住んでいない大学から一歩でも逃げだすためだ。そのミニコミ仲間が小説家・開高健のファンだった。

「石井さん、開高にインタビューをしませんか。彼はヴェトナム戦争に従軍してます。二〇〇人の部隊がヴェトコン（ヴェトナム解放戦線）に攻撃された時に生き残った一七人のうちのひとりなんです」

小説を読む習慣がなかったので、開高健という小説家についてほとんど知らなかった。そこで開高健の本を探そうと書店に立ち寄った。そのとき、『戦場カメラマン』（朝日文庫）という本が目にとまった。フリーカメラマン・石川文洋によるヴェトナム戦争の記録だ。手にとって写真と文章を読み進めていくうち、開高健どころではなくなった。

私はその本を買い、薄暗い下宿で貪《むさぼ》るように何度も読み耽った。石川以外のカメラマンの著作、『南ヴェトナム戦争従軍記』（岡村昭彦・岩波新書）、『母は枯葉剤を浴びた―ダイオキシンの傷あと』（中村梧郎・新潮文庫）と本をたぐりよせていくと、赤アザにとらわれていた偏狭な自分の考えが、ほぐれていくようだった。

彼らは組織の後ろ盾なく戦場で仕事をするフリーランサーだった。

私はジャーナリズムに関する本も読み漁った。そうこうしているうちに開高健の取材企画は自然消滅した。

そのかわりに、私自身がヴェトナムへ出かけることにした。その頃には化学研究者への夢は完全に消えていた。枯葉剤の被害を知るにつれて、顔のアザを胎児のときから消し去ろうという研究は、愚劣な優生思想にほかならないと気づいた。奇形や先天異常のような「不幸」な子どもは社会からいなくなったほうがよいという優生思想を、顔にアザのある私が同調するわけにはいかない。私も先天異常の子どものひとりなのだ。

それに、人体とはあまりに複雑すぎて、遺伝子レベルですべてをコントロールすることはほとんど不可能だということが科学を知るほどにわかってきた。限定された条件を人為的に作って行われる科学実験と同じような気持ちで、人体、とりわけ受精卵や子宮を取り扱うことはできない。

ヴェトナムで、科学が人間の遺伝子を攻撃している事実を目のあたりにした。でも、科学によってアザのある人生を解決できないなら、何を拠《よ》り所《どころ》にして生きていけばいいのだろうか。

その頃から、顔にアザのある世界中の人をカメラとペンで記録できないだろうか、という無謀な企みがむくむくと私の心の中に芽生えていた。ヴェトナム旅行は、その感情を確かめる儀式になっていたのかもしれない。

私はものを書いて生きていこうと決めた。言葉は私をヴェトナムにつれていくパワーをもっている。この「力」を使いこなせるならば、何か意味のある人生が送れそうだ。

ひょっとしたら使う機会がくるかもしれない、と思ってしまっておいたカバーマークのセットを下宿の前の空き地で焼却した。分子生物学の教科書を焚きつけにした。カバーマークのガラス容器が高熱にあぶられて緑色の炎とともに溶けていくのを見届けた。灰をながめて「新しい顔」という幻想が燃え尽きたと思った。

大学卒業後、魚市場の深夜から早朝のアルバイトをふりだしに、小さな工場で組立工をして金を稼いだ。その金をもって、顔にアザのある世界中の人たちを取材する旅に出ることを思い描いていた。

ところが、バイトの休憩時間に埃まみれの身体で新聞を読んでいた時、ステロイド軟膏の副作用で顔面の皮膚がぼろぼろになった女性の記事が目にとまった。これだ、と意気込んでその人に連絡をとり、話を聞かせてもらって短い文章にまとめ、小さな雑誌に寄稿した。初仕事だった。原稿料は出なかった。

この取材をきっかけに、医療過誤に興味をもつことになった。そして医療過誤に取り組む弁護士を中心とした民間組織のスタッフとして八カ月ほど勤務してから退職、二五歳で組織に属さないフリーのライターとして悪戦苦闘する毎日がはじまった。

4章　顔にアザのある人生をたどる

母が教えてくれたある新聞投書――酒井和夫くん

美しい秋空の広がっていたある日、私は子連れの夫婦と、うなぎ丼に舌鼓をうっていた。一歳になったばかりの男の子は、何かにつかまって立てるようになったばかりだ。この家族とは前にも一度会っていたから初対面ではない。その時、「次にお会いするときには、ゆっくりお食事でもしましょう」というお誘いをうけた。ある地方の小さな街にある小さなうなぎ屋で私たちは再会した。

うなぎを食べている大人たちに囲まれて、和夫くんは楽しそうにはしゃいでいた。和夫くんは左顔面に大きな赤アザがあること以外は、その年ごろの子どもと何ひとつ変わらない。ご両親が和夫くんを見つめていた。私はその様子に時折目をやってはうなぎ丼に箸を運んでいた。

和夫くんとの出会いは、ある新聞記事の投書欄がきっかけだった。

ある日、目が覚めて台所に入ると、母が新聞を読んでいた。

「おはよう、まだ七時前なのに早いね」
「政之、これ」
と母はいつになく真剣な眼差しで、読書欄を読むように促した。

顔のアザ気にせずに

（一九九×年×月×日）

もうすぐ一歳になる長男がいます。生まれつき顔の左半分に大きな赤アザ（目の周り、ほっぺ、鼻の下）があります。大学病院でレーザー治療をしていますが、完全に消えるという保証はありません。

「顔どうしたの？　アトピー？」とよく聞かれます。大人には「アザなんですよ」と答えますが、小学生くらいの子どもには「この赤ちゃん、どうして顔が赤いの」と率直に聞かれ、返答に困ることがあります。

親としては事実として受け止め、積極的に治療を受けさせて、隠すことなく、普通にどこへでも連れていき、元気な子どもに育てるように努力していくつもりです。心配なのは、長男が三歳くらいになって「どうしてボクの顔赤いの」と聞いた時、どう答えればいいのかということと、幼稚園や学校でいじめにあったりしないかです。みなさんの経験やご意見をお聞かせください。（匿名希望・三〇歳）

朝食をぱくつく手を休めて、私は母にこう言った。

「顔にアザのある子が生まれたら、そりゃびっくりするわな。悩む気持ちはわかるな」

「だけど、普通に育てればいいよ」

母は熱いお茶をいれながら、言葉少なに言った。

「だけど、三〇歳の女の人で、もしもはじめての子どもの顔にアザがあれば、驚いて当たり前だよ」

私はダメを押すように同じことを繰り返した。

母もうなずいた。

私はこの新聞記事を切り抜くと、その日の深夜に新聞社に長い手紙を書いた。とにかく、連絡をとろう。この母親は周囲にアザのある人がいないに違いない。きっと悩んでいるだろう。悩みぬくほどのことはない、と伝えなければいけない。ワープロをたたくうちに文面が長くなったので、これでは長すぎて読者欄には採用されないことに気がついた。読者欄の担当者に、その女性に私の手紙を転送してくれ、と書き添えておいた。

その手紙が投書の形で翌週に掲載された。


（一九九×年×月×日）

アザには心のケアを

私は顔の右半分に大きな赤アザがあります。単純性血管腫というアザで「顔のアザ気にせずに」の子と同じ症状だと思います。

私は幼児の頃にドライアイス治療をうけ、五年ほど前にレーザー光線で治療を受けましたが、ほとんど症状は改善しませんでした。

アザのある子どもは必ずといってよいほどいじめを経験すると思います。しかし、全員がいじめるわけではないので、ひとりでもふたりでもよいから友人をつくれるように、子どもを励ましていくしかないのではないかと思います。

子どもからの質問にはいろいろな答え方がありますが、アザのある子どもをもつ母親たちは「おなかの中でけがをした」とか「顔の病気」とか答えていました。ただ「罰が当たってこうなった」など、本人や親に責任があるという言い方だけは、みなさん避けていたようです。

この病気は絶対遺伝しませんし、誰がなってもおかしくない病気です。そういう基本的な医学知識を説明しておいた方が、無用な劣等感をもたなくても済むと思います。本人にも親にも赤アザをもって生まれた責任を感じる必要は全くないのです。

本人が周りの人たちから「なぜ?」と聞かれる機会は大変多いはずです。そんな時、私は「やけどだ」と簡単に答えるようにしています。それ以上質問してくる人はまれですし、友人や仕事仲間など、親密な関係になったときは、簡単な医学的な説明をして、理解を求めています。周囲にとっても本人にとってもわだかまりが消えますから。

顔のアザの治療法は、ゆっくりながらも進歩しているようですが、心のケアという点では、全くといっていいほどなされていないのが実状です。お母さんが悩むことは多いと思いますが、あくまでもそうした顔をもっているのは本人だということを忘れないことが大切だと思います。

また、皮膚移植など顔に傷が残る可能性が高い手術は、本人自身が成長して、自分の顔についての決定能力がついた時に行うのがベストです。私の知る限り、良心的な医師はこうしたアドバイスをしています。（名古屋市＝フリーライター石井政之・二九歳）

記事は私の手紙を半分くらいに削ったものだったが、主旨はよく伝わっていたと思う。しばらくして、はじめに投書した酒井希代美さん（仮名）が私に電話をかけてきた。それが顔にアザのある和夫くんのお母さんだった。

電話口からは快活な若い女性の声が聞こえてきた。三〇分ほど話したろうか。彼女はアザのある同世代の私と一度会って話したい、と言った。

私は彼女の住んでいる街へでかけて、顔のアザについていろいろなことを話し込んだ。酒井さんは顔に赤アザのある二九歳（取材当時）の私と直接会って、一歳の和夫くんの将来に何が起きるのかを聞こうと思っていたようだ。顔に赤アザのある男と、息子をもった母親の情報交換だった。

私と和夫くんは、単純性血管腫という赤アザを顔面にもっている。

このタイプのアザは手足、顔によく見られる。その特徴は、鮮紅色、暗赤色を示して、皮膚の表面からもりあがっていないこと。血管腫の表面を指先で押すと、赤アザの色は一時的に薄くなるが、またもとの赤色にすぐに戻る。赤い色は血管腫の名前が示している通り、毛細血管が皮膚の表面に集中しているために現れたものだ。血管の色、つまり血液の紅色が顔にはっきりと浮き上がる。

和夫くんは希代美さんの心配など気にせずオモチャを手にして上機嫌だ。私と希代美さんは何度か話をやめては和夫くんを見つめた。

私は「顔にアザがあるということ」を片時も忘れたことがない。いつか、顔にアザなどのある人の物語を書かなければならない、と思っていた。私も酒井さんが投書したように自分と同じ境遇にある、顔にアザのある人の体験を聞いたり、読みたいと思ってきた。図書館で文献をさがせば、治療に関するさまざまな知識はすぐに見つけることができる。だが、同時代で生活している顔に「障害」のある人たちの記録はほとんど見つけられなかった。

情報がほとんどないなかで、私は手探りで顔の物語を書いてきた。私自身の人生を切り拓くために避けて通れないことだった。

嵐の前の静けさ

一歳になったばかりの和夫くんは、おぼつかない足取りでテクテク歩いていた。目が離せない年ごろだ。まだ一歳なので、何者も恐れない。元気な男の子だ。興味のある手近なモノを手にとって眺めては放り投げて、取材にありがちな堅い雰囲気を和ませてくれた。

酒井希代美さんは和夫くんが生まれてから一年でおきた出来事を語りはじめた……。


八月のお盆休みに、子育てが一段落して、ホッとしたとき、試しに新聞の「子育て相談室」に手紙をだしてみようと思いました。悩み相談はよく読んでました。新聞社に手紙を出すのははじめてでした。

和夫を産んだとき、普通はすぐにオギャーと泣くはずなのに、泣くまで少し時間がありました。泣き声を聞いて、「ああ無事に生まれたんだ」と思いました。産んだばかりで私も興奮していたんでしょうね。「お父さんと似ていたな」と思ったくらいでドロドロの粘液状態のこの子にアザがあるとはわかりませんでした。アザは左足にも広がっていました。

でも今思うと、ふだんはキツイ感じの産婦人科の先生が、和夫を産んでから態度が急にコロッと変わったんです。優しくなりました。

「個室が空いたらすぐに酒井さんを入れてあげて!」

と看護婦に指示しているのが聞こえました。気をまわしてくれたみたいです。

和夫をはじめて見たのは義母です。新生児室を遠くからみて「少し(顔が)赤いわね」と言っていたそうです。

夫が翌日「(母が)赤いと言っていたが」と病院にあらわれて、ふたりで和夫を見にいきました。看護婦がつれてきた和夫をはじめて抱きました。マグロの刺身のような赤い色のアザでした。こんなに大きく赤いなんて……。それまで私は赤アザを知らなかったんです。これがアザとは思っていませんでした。看護婦さんは「赤いからすぐにとれますよ」と慰めてくれました。

夫は図書館の医学書コーナーに行って皮膚病に関する文献を調べてくれました。「これは単純性血管腫だろう」と言いました。

一カ月の入院中、じわじわ不安になってきました。このアザは消えないのかもしれない。見れば見るほど赤いし、はじめて見たときよりも赤く見えてきました。

ひと昔前だったら義母に責められたんじゃないかな。でも自分のせいだと思って、育てたらやりきれない。育児がイヤになってはダメだと思って、気持ちを割り切るようにしました。

慣れるまで人前に連れていくのに抵抗がありました。産後の一カ月検診で、同じ時に産まれた子どもが集まります。自分の子だけ……正直いってイヤでした。同じ年ごろの母親に見られたくなかった。他の子どもはきれいで可愛い。それがつらかった。

でも逆にそれからは、変に家に閉じこもってはダメ、自分がまず連れて出歩かないとダメと思うようになりました。退院して実家に戻った頃「普通に育てよう」と友人に言っていたことを思い出したんです。

和夫をおぶって小売店の仕事をしています。ほかの店員に和夫の赤アザをみられるのはつらいけど、そんなことを言っている場合じゃない。店番で他人の眼に一番慣れました。人見知りのしない子に育てたいんです。三人目の子どもだったからよかった。もし和夫がはじめての子だったらパニックでした。

産婦人科から退院して一カ月後には、医学書を調べてレーザー光線治療をやる病院を知っていました。生後三カ月で一回目のレーザー照射。治す手段があるんだ、と知って気持ちが落ち着きました。

医師は三～四年すればほとんどわからなくなると初診で言いました。その通りやるしかない。でも完全に色は取れないかもしれない。

和夫を産んでハンディのある人への見方が変わりました。障害児をもった親は、どんなに苦労して育てているんだろう。赤アザは障害のうちに入らないかもしれないでしょうけど。

顔に何かあると見てしまうのが癖になりました。

今年（一九九四年）の春、公園で小学校一年生くらいの和夫と同じ顔の左半分がアザの子を見かけました。子どもが五～六人で元気そうに遊んでいました。別の公園では喉からアゴにかけて赤アザのある三歳くらいの子が、兄弟で遊んでいました。安心しました。アザのある子は意外といるんだって。

和夫が思春期をうまくのりきって、成人して普通の社会生活ができるようになればうれしいです。

酒井和夫くんの取材が終わって、母親の希代美さんに車で駅まで送っていただく道すがら、私は和夫くんの赤アザをじっと見つめた。数回のレーザー治療を受けた効果があって、生後間もなく撮った写真で見た赤色よりも、アザの色は薄くなっていた。

レーザー治療が万能だとは思わないが、効果のある人もいる。和夫くんにどこまで効果があるのかは、もっと長い目で見ないとわからない。血管腫は薄くなっても、後になって色が復活することもある、という医学知識が脳裏に浮かんだ。

このままアザが消えてしまえば、和夫くんは自分の顔にアザがあったということを記憶にとどめることなく成長していくだろう。アザがあったことを知っているのは、酒井さん夫婦など限られた人たちになっていくのかもしれない。

私は子どものとき、アザをはやし立てられてずいぶん落ち込んだ。今になってその時の様子を思い出してみるのだが無駄な体験だったとは思えない。

そんなことを車中でぼんやり考えていた。そして、ふっと次の言葉が口からついて出た。

「もし、赤アザがきれいに消えても、和夫くんにアザがあったことを忘れないで下さいね」

「ええ。アザが完全に治っても治らなくても、和夫には忘れてほしくないんです。アザをもって生まれてきたことを」

酒井さんは迷うことなくそう答えた。

車窓からは公園で遊ぶ親子の姿が見えた。


礼状を送った。投書で出会ったのだから、最後は手紙で締めくくろうと思ったのである。

拝啓

昨日はお忙しいところ、お時間を割いて、私の取材に応じていただきありがとうございました。投書欄の「レーザー治療をしていますが、完全に消えるという保証はありません」の一文で、冷静な人だな、と思いました。一〇〇パーセント治癒という幻想を持つ人は多いのです。

私が一〇年ほど前に出席していた「アザのある子どもをもつ母親の集い」（仮称）では、追い詰められたような表情の人が多かったように記憶しています。私も当時は、人の話をきちんと聞く余裕はなかったのですが。

赤アザのある私が、アザのある子どもさんを持つ人に取材するとは、奇妙に思われるかもしれません。しかし、この事にこだわり、アザを持つ人、その家族はどんな思いで生きていらっしゃるのか。気になって仕方がなくて、三年ほど前から取材を開始しました。私の側から取材するばかりでは、フェアでないので、後日、私について不明な点などありましたら、遠慮なくお聞きください。きわめてプライベートなこと以外ならお答えできると思います。

敬具

さっそく酒井さんから返事をいただいた。

前略

私についてで非常に冷静だという感想をお持ちのようですね。今現在、私自身は嵐の前の静けさ状態だと考えているので、冷静と受け止められるのでしょう。嵐とは和夫がアザを自覚しそれによっておこる様々な事態のことです。どんな困難が彼に降りかかってくるのか私には想像がつきません。嵐が起きる前に私自身が強くなり、できれば嵐がこないようにくいとめ、嵐がきたとしてもうまく乗り越えられるように心の準備をしておこうと考えています。

悲しい目をした少年——少年がにらんでいたものは何か

和夫くんと会う前に、何人かのアザのある子どもを見かけたことがある。ひとりの少年のことが忘れられない。

彼の身体全体から発散されていた存在感は何だったのか。

幼児には似つかわしくない、研ぎすまされた、敵意にみちた、その視線はどうやって培《つちか》われたのか。

その少年は何をにらんでいたのだろうか。

名古屋市南区にある社会保険中京病院は、全国でも珍しい熱傷センターをもっているため、重症の火傷患者らがその門をたたく。この病院の火傷治療の技術がすばらしいのは、皮膚移植という形成外科技術のレベルの高さに裏打ちされたものだ。火傷だけでなく、アザの治療においても良好な成績をおさめていることで有名だ。

私は大学に入ってから年一回の割で中京病院に顔を出すようにしていた。治療が目的というよりは、アザ治療の進歩の具合をモニターし、私の満足のいくレベルになるのを待つためだった。待合室ではアザをもった人や、交通事故で顔面に大きな障害を負ったような患者が、ひっそりと自分の順番を待っていた。

待合室の長椅子の上には写真が飾ってあった。治療の経過を記録するため、患者の顔を撮影したものだ。大きく引き伸ばされた古いカラー写真は色褪せていた。眼の部分には細い黒い線が引かれ、プライバシーへの配慮がなされていたが、そのことは逆に患者の惨めな境遇を必要以上に暗示するものでもあった。写真にうつっている顔のクローズアップ、その横には「形成外科とは何か」という説明文が掲示されていた。

「やっぱり完全には治らない、か……」

この日も、進歩らしい進歩のない赤アザ治療の現実を確認しただけだった。大きな総合病院なので廊下には患者があふれかえっていた。各科の診察室の前にある長椅子にすわった人々は自分の順番を今か今かと待っていた。「○○さん、○○科においりください」という看護婦のアナウンスが響きわたる廊下を歩いていると、ある気配を感じて立ちどまった。

視線である。

誰かが私を見つめていた。たいていは好奇心と侮辱にみちた不愉快な視線だが、これは違う。その視線を浴びせてきた相手はすぐに見つかった。

私の正面五メートルほど前で廊下の真ん中に、母親と手をつないだ子どもが立っていた。男の子だ。

あの子か？

一瞬、視線があった。その子は私の眼を正面から見据えた。いや、私をにらみつけてきた。私はその視線にこたえた。

子どもの視線の力に押された。

その子の右顔面には大きな赤アザがくっきりと刻み込まれていた。

ここは形成外科の診察室のある病棟だ。こういう男の子と出会っても何の不思議もない。だが幼子の両眼から発せられる視線は、ただならぬ気配を周囲に発散しており、年齢に不釣り合いな迫力があった。

幼い子どもの放つ視線ではなかった。

母親と手をつないでいるが、両の足で大地を踏みしめるようにすっくと立っていた。毅然としていた。彼は周囲から残酷なほど注がれる好奇の視線を跳ね返すために、自己防衛の手段としてやむを得ず世界中をにらみ返しているのだろう。その彼が同じ症状をもつ私を見つけた。そして、何かを感じたのだろう。言葉にならないので私をにらんでいるらしい。

声をかけようか。

いや、この子はもう何もかもわかっている。

目上の者らしく胸をはり、歩幅を整えて堂々と歩み寄った。

すれちがった。

孤独の匂いがした。

「がんばれよ」

心の中で低く低くつぶやいた。

この四、五歳の少年に眼光鋭い生き方を体得させた「何か」を見つけなければならないと思う。もしそれがわかるならば、まだ二歳に満たない和夫くんにとって人生を切り拓く道標になるのではないか、と考えるからだ。

ある医学者の軌跡――藤井輝明さん

和夫くんの将来に訪れるかもしれない嵐とはどんなものなのだろうか。私は、酒井さん親子と会う前に、ひとりの医学生を取材していた。彼は顔に「障害」があるために経験したさまざまな嵐を私に教えてくれた。

藤井輝明さんは、一九五九年生れの三四歳（一九九三年取材当時）。一九九二年から名古屋大学大学院博士課程に籍を置いている医学生だ。

藤井さんの右顔面には非常に目立つ大きな肉の盛り上がりがある。右目の上下のまぶたは殴られたボクサーのように痛々しく腫れている。眼鏡をかけているのだが、右のこめかみ部分の隆起が邪魔して左右のバランスがすこし崩れている。右頬の中央にも隆起があり、左半面の正常な肉づき、表情とは明らかに異なっている。

病名は「顔面上海綿状血管腫」。顔面の血管が海綿状にふっくらと膨れてくる病気である。発育速度の遅い良性腫瘍で他の所に転移することはない。この症状は生まれながらのものではなかった。

「あれは忘れもしない中学二年の夏休みでした。顔の右半分がとても熱くて夜も眠れないほどになったんです。氷で顔を冷やしたほとです」

これが血管腫の発病を知らせるはじめての兆候だった。

以前からうっすらと赤いアザのようなものが右半面にあったというが、目立つものでも痛みを覚えるものでもなかった。これが血管腫が発病する素因だったのか、詳しいことはわからない。血管腫には生まれつきのものが多い中では珍しいタイプといえる。

都内の病院で診察をうけた。しかし当時中学生の藤井さんは身体の成長期を迎えていた。しかも病変は顔にある。骨格や表情をつくる筋肉などができる成長期に、不用意な治療を行えばどんな影響がでるかわからない。担当医師は身体の成長が止まるまで手術を見合わせた。藤井さんは動脈の腫れを抑える薬物療法を、後年外科手術を受けるまで続けることになった。

「たまに血管腫がヒクヒクと動くのがわかるんですよ。そんな時は必ず痛みが走りました……」

薬物で痛みを抑えても、身体の成長に伴ってゆっくりと海綿状血管腫も大きくふくれていった。

友人に恵まれていじめられなかった学校生活

中学二年という思春期の真っ只中に発病した血管腫。容貌を気にしはじめる思春期の一〇代の同級生にとって、血管腫はいじめを加える格好の材料だ。現代日本の学校現場を多少なりとも知っていれば、そう考えるのが自然である。藤井さんはどんないじめ体験をもっているのだろうか。

「地域でも学校でも、いじめにあったことがないんです。暴力をふるわれたこともありません」

意外な答えがかえってきた。

藤井さんの通った学校は、小、中、高の一二年の一貫教育で知られる私立進学校。幼稚園の頃からその学校に入学するための塾に通っていた。合格すると、

「てるちゃん。××小学校に入ったの?」

と周りから一目置かれた存在になった。

「中学、高校と友人に恵まれていました。男だけの学校でしたから、取っ組み合いのケンカもやりました。でも顔のことでいじめられたことはなかった。ぼくの知らないところで友人たちは〝藤井の顔のことを悪く言うな〟というルールをつくっていたのでは、と思うほどです」

素晴らしい友人たちに囲まれて血管腫をハンディと意識せずにすんだ、中・高校生活が終わり、藤井さんは都内の私立大学に進学した。大学では経済学部を選び「優」が四〇を数えるほどの優秀な成績で卒業。将来は証券業界に進み、ひとりで大金を動かす大きな仕事をしたいと

夢見ていた。ゼミの教授も「君だったら上場の一流企業にいけるだろう」と太鼓判を押していた。

血管腫がある人間は日本では前科一犯扱い

「身体障害者は（障害者雇用促進法に従って）法定雇用率を満たすために官公立関係では雇ってくれる道があります。雇用率を満たさないと罰金を払わないといけないし企業もできるだけ優秀な人を雇おうと前向きになっています。ところが顔のアザや血管腫をもつ人を守る法律はないので、日本の社会では前科一犯の扱いになると思って間違いないでしょう」

藤井さんが受けた就職差別の実態は次のとおりだ。

会社訪問で銀行、証券を中心に二〇社くらいまわった。しかし、ほとんどの会社からは次のような返事が返ってきた。

「君の能力からするとサービス業より公務員の方が向いている。適性があわないと思うのですが……」

遠まわしに採用を断ってきたのである。

大手電機メーカーの関連会社の人事担当者はこう言った。

「うちでは採用したい。だけどうちはサービス会社だ。キミの化物みたいな顔では、フロントに置いておくわけにはいかない。成績もよいし申し分ないんだけど……それより来年に公務員試験をうけたらどうですか？」

銀行は昔から「容姿端麗」が採用条件である。銀行ではこうした答えがとくに多かったという。

苦労の末、藤井さんはある証券会社から内定を取り付けた。それには理由があった。

「大学のゼミの先輩の強力な推薦が人事部にあったそうです。〝あいつは一生懸命やる間違いのない人間だから採用しろ〟と。後でそれを知ったときは本当に嬉しかった」

老医師との出会い――証券から医療の世界へ転身

証券会社の内定も決まっていた頃、藤井さんは都内のある大手病院主催の講演会に参加した。彼はその病院の院長の講演を聴いて、非常に感銘を受けたという。医療と福祉に関するテーマだった。


数日後、講演をした院長のK医師から自宅に電話が入った。

「君の顔はどうしたのか。どれだけ自分の病気のことを知っているのか?」

演壇から藤井さんを見かけたK医師が、その容貌を気にかけて直接連絡をしてきたのだ。藤井さんは就職が内定したことや、自分の病気について知っている限りのことをK医師に話した。

「そこまでわかっているのか。ハンディを負っている人間としてもっと違った世界で人生を生きてみたらどうだ。君のような人間こそが医療や福祉で働くべきだ。俺の病院に来ないか」

K医師の専門は形成外科だった。

「今まで君の成長発育を考えて医師は手術をしなかったと思う。もう身体の発育は止まっているはずだ。しかも今なら大きな手術に耐える体力がある時期だ。うちへ来い」

藤井さんの心は大きく揺れ動いた。こんな出会いがあるのだろうか、こんな人がいるのだろうか、と。K医師は就職と治療の両方を勧めていたのだから……。

周囲の友人知人に相談した。内定を決めた証券会社で藤井さんを人事部に推してくれた先輩は、

「藤井が決めることだ」

と言ってくれた。

努力を重ねて多くの人の支えでようやく手にした証券会社の内定を断った。

ベテラン医師一〇人による六時間の大手術

一九八二年四月から藤井さんはK病院に正式に勤務をはじめたが、新人研修もそこそこに血管腫の手術を受けることになった。

手術前の血管腫の様子はどうなっていたのだろうか。

「顔の右半分が垂れ下がった『お岩さん』みたいになっていて、右の上唇は下顎までつくほどに垂れていました。いつも湯たんぽを顔にあてているような『熱さ』を感じていました」

一四歳から発病して九年間で大きく成長してしまった血管腫。これを切除する手術は困難を極めた。

まずK病院ではベテランの医師、スタッフを都内の医大から一〇人も呼び寄せた。執刀は二、三人の外科医が交替で行い、手術中の直接介助、間接介助も医師が担当した。海綿状血管腫の手術には大出血が予想された。腫瘍が血管の塊そのものだからである。加えて右眼の視神経に

からみついた血管腫には、細心の注意を払わなければならない。下手に触れば右眼は失明する。

「右眼の失明は絶対に阻止する。だから大変な手術なんだ」

Ｋ医師はそう説明した。

手術は六時間に及ぶ大手術だった。藤井さんへの輸血量はＫ病院でその日に使った血液量の約半分にものぼった。

麻酔から醒めて目覚めたのは翌日だった。

熱い「湯たんぽ」が取れた……

「目覚めて真っ先に気がついたのは、右頬に感じてきた、あの湯たんぽのような『熱さ』がなかったことでした……」

麻酔の効果が残っている術後、三、四日は眠っているのか目覚めているのかわからない気分に浸っていた。しかし完全に麻酔から醒めると、今度は針と糸でつなぎ合わされた右顔面の痛みで夜も眠れなかった。

四五日で退院。一カ月ほどで歩けるようになると、病院に泊りながら勤務する「職住同一」の生活になった。仕事は医療情報を取り扱う部署でのコンピューター業務。包帯でおおわれた顔があまり人目につかない職場で働けるように、との配慮もされていた。

その後二回の小さな手術を受けた。一年間で検査入院を入れて合計三回、約九〇日間の入院生活を経験したことになる。

「一般企業ならとっくにクビでしょうね。病院の皆さんの理解のおかげで、患者をしながら給料をもらっているような生活でした」

症状は劇的に改善された。けれども手術で血管腫が完全に切除できたわけではない。手術前の症状を知らない人にとって、やはりその容貌は異形に見えるだろう。

藤井さんの心も顔もこの手術をきっかけに大きく変わっていった。

形成外科の歴史——スティグマを消して「新しい顔」をつくる

藤井さんの人生を変えた形成外科とはどんな医療なのだろうか。

形成外科を受ける人のために書かれた『形成外科』（鬼塚卓弥著・保健同人社）によれば、形や色を気にして悩んでいる人に、その悩みのもとをなくして精神的に落ち着いてもらおう、悩みがなくなることによって社会に出て思いきり楽しく働いてもらおう、というのが形成外科の目的だとされている。

形成外科は、顔に生まれながらの「障害」をもった人たちのためだけにあるのではない。現代では、形成外科のひとつである美容外科で、人々をより美しく若くみせるためにその技術が使われているが、これは形成外科の歴史からいえば、最近の数十年のことにすぎない。

形成外科の歴史は「普通の顔」をもった人たちの悲しい現実から始まっている。今から三〇〇〇年前のインドは戦争や政変のたびに多くの奴隷が生まれた。そして奴隷の身分の目印として顔や身体にいろんな傷をつけていた。奴隷として鼻きりの刑、耳きりの刑に処せられた人が、奴隷の身分から解放された時、過去の傷跡を修復して、新しい時代を生きるために外科手術を受けた。額の皮膚や頬の皮膚を用いてそれらしいものをつくっていたということが、文献に記録されている。

「スティグマ」を消すための医療技術が、形成外科の原点ということができるだろう。

形成外科の技術はインドから世界中に広がっていった。その後ナポレオンの時代に、戦争で傷ついた患者のための形成外科も発達した。近代的な手法が確立したのは、第一次世界大戦後になってからだ。戦争で傷ついた患者を治療した医師たちによって、技術が研かれていった。その後の第二次大戦、朝鮮戦争、ヴェトナム戦争によって顔面や肉体に被害をうけた患者、さらには交通事故による被害者の顔面の再建のために、形成外科は医学の中で確固たる地位を確立していった。

切除手術で知った医療の現実

藤井輝明さんの右顔面は今でも膨れている。切除可能な血管腫は取り去った。だが、右眼の視神経にからみついた血管腫はそのまま残された。血管腫切除後の右頬には「スポンゼル」という医療用のスポンジが入っている。血管腫とともに切除された右頬の肉を補うためである。完全に血管腫を取り去り、健康な左顔面と同じ状態にすることは不可能だった。

K病院の手術を受ける前、彼は都内の二つの病院で診察を受けたことがある。

「右眼の失明を覚悟してほしい」

二病院とも同じ診断だった。だが、この診断にしても彼が質問したから答えたような印象を与えたという。自分から聞かなければ、右眼失明の可能性大という重大なことさえ知らされない。だからK病院でも同じ質問をしたところ、

「なぜ視神経のことを知っているのか」

と逆に驚かれたという。当時は患者本人に病状を説明するということ（インフォームド・コンセント）が医療現場で意識されていなかったのだ。

一九八二年の大手術にしても、

「内容についてはほとんど説明がなかった」

と彼はいう。医学研究者となった彼が当時の手術をふりかえる時、さまざまな疑問が湧いてくる。

「全身麻酔のこわさを僕に説明していなかった。手術中は機械で呼吸をコントロールします。ところが術後『無気肺』という合併症で呼吸が回復しないことがあります。これを避けるためには、術前に訓練が必要です。しかし訓練なしの手術でした。よく事故が起きなかったと思います」

彼がこう思うのは、K病院を退職後、数年間医学を学んだためだけではない。父は公立病院医療事務、母は保健婦という両親に育てられ、

「ひとりの医師の診断だけを信用するな」

と教えられてきたからだ。

当直のとき自分のカルテを見た。

「淡泊な内容で、『手術をやった』程度の記載でした。NP（Nothing Particular／特に異常なし）とか治療と薬のことばかりで、患者の状態が書いてなかった」

術後の彼は痛みで苦しみ、うなり、上半身を起こせない状態だった。

「NPであるわけがありません。二週間の寝たきり生活。寝たきりなら二時間ごとに体位変換するのが看護の鉄則です。でもそれは看護の教科書だけの話でした。あとで看護婦に話を聞くと『若いからいいだろうと思った』（笑）。自然治癒力だけで回復した感じです」

医学研究者になることを決意

「だけど病院は責めません。決められた制度の中でみんな一生懸命やっていますから」

K病院では自分から希望して六人部屋に入った。同室の人は、右手に重傷を負った印刷工だった。徹夜つづきの苛酷な勤務の疲れから、うたた寝をしてしまい印刷機械のローラーに右手を巻き込まれてちぎれる一歩手前の事故に遭った。その人は一日おきに血管をつなぐ手術を受けていた。工事中に命綱がはずれて落下、骨盤を骨折した男性もいた。

「治療しながらの社会勉強でした」

彼にとって病室は、大学卒業後、はじめて触れる実社会だった。

藤井さんは電算課に配属された。コンピューターで医療処方箋プログラムを開発した。医師の手書きミス、記入漏れをなくして病院経営を合理的にするためだ。

彼はもっと現場に近づきたいと願うようになる。

「資格がないと現場にはいれない。医療人として長くやっていくには資格がほしい。事務では表面しかわからない」

一九八六年には病院内の研修制度を利用して、千葉県立衛生短期大学を受験して合格。三年間で看護士の資格を取得した。さらに一九八九年から筑波大学大学院修士課程で健康教育学を専攻。一九九二年から名古屋大学医学部大学院の博士課程でスポーツ医学を研究している。研究テーマは地域における企業内看護、産業保健、障害者福祉、雇用論など多岐にわたっている。医師免許は取っていない。その理由を彼はこう語った。

「スウェーデンでは医療と福祉の比重が〈六〇対四〇〉。日本は〈九五対五〉。先進国の中でも日本は特異です。福祉やパラメディカルが重視されるのは世界の流れ。これからはパラメディカルの時代ですから」

異形の青年が浴びた「言葉」と「視線」

「質問の仕方ひとつで、その人の人柄がわかります。血管腫で、人が見わけられるんです」

初対面の人とよく交わされる会話は次のようなものである。

「その顔どうしたんですか?」

「火傷です」

と答える。「火傷」と答えるのは、質問をやり過ごすために彼がよく使う方便である。実際、血管腫をあまり親しくない人に説明するのはたいへんだ。それに見ず知らずの人にそこまで言う必要もないと、彼は思っている。

「ああそうですか」

とそれで会話が終わる人がほとんどだ。

「いや、それは火傷じゃない。血管腫じゃないか。いい病院を知っている」

と親身になってくれる人もいた。最近は医師でなくても血管腫と言いあてる人がいるという。

彼と相対した人間の、小さな表現の変化、ちょっとした言葉のニュアンス、血管腫をもった人間をその人はどう思っているのか、それが彼にはすべて見えてしまう。

病院は病気を患った人々が集まる場所だ。だから血管腫をもった彼にとって、病院は生活しやすい場所なのかもしれない。

日常生活でいちばん視線を感じるのは、どんな時なのだろうか。

「病院の外来で荷物を運んでいるときです。一斉に（患者から）突き刺すような視線を感じます」

その一方で、大学内では「よくドクターコースまで来た」と評価してくれる医師がいた。手術を受けたK病院では、同僚から「ああ、きれいになりましたね」と好意的な対応だったので、嫌な思いをしたことがない。ところが、病院外部からK病院に対してこんなことを言う人がいた。

「あんな化け物みたいな奴を雇っていると（病院の）売り上げが大幅に減る。病院内でなく別なところで働かせたらどうか」

こうした言葉と視線を浴びながら彼は生きてきた。

血管腫をもった顔で生きる

藤井さんは学術会議の受付をやったことがない。

「先方の人が驚くから。君には申し訳ないが」

「受付は女の子に任せて。君は事務局がふさわしい」

と周囲に言われるからだ。

「ぼくは生涯、受付ができないのかもしれない。そういう権利もないのか」

と彼は嘆息する。

受付は学会の「顔」だから、彼は受付に立てないのだろうか。

私の場合、幼年期から男よりも、女の侮辱の視線をびんびん感じてきた。男が私の顔のアザを揶揄《やゆ》しようが、それは一部の男たちの馬鹿ないじめだ、と割り切ることができた。しかし、女の場合、直接私の顔をからかうことはしないものの、決して一人前の男として扱わない、という冷ややかな態度を感じるのだ。

私は恋愛をする資格のない人間ではないか。

このような意識にとらわれていた時期は長かった。

藤井さんも私と同じような意識にさいなまれて、女性と接してきたのではないか。

彼の女性観を聞いてみた。恋愛感情は顔の「美醜」に影響されることが多いと思うからである。

「はじめの挨拶から女性はびっくりしますね。表情を見ればわかりますから。(この顔では)きっかけをつかむのに不利です」

第一印象で彼の顔にどう反応するか、それで女性の人格がわかってしまう。

「はじめに驚くのは仕方がないとしても、問題はその後です」

驚いてしまったことを、誠意をもって謝る女性もいた。でも、そういう人は少ない。こうした女性たちの表情、人格を彼は見つめざるをえない。

女性不信の感情はありませんか? と私は彼に質問した。

「あります」

じっと私の眼をみて彼は答えた。

しかし、もし血管腫がなかったら、と思わないはずがない。学会の受付も気兼ねなくできる、女性との初対面の緊張もなくなる。恋愛もしやすくなるだろう。

藤井さんの人格、アイデンティティは血管腫によって隠されて見えにくくなっているのか、それとも、血管腫を含めて丸ごと彼そのものなのか。

顔に腫瘍がある男を、女性は異性として見るのか、見ないのか。

私も、藤井さんも、その答えは知っている。

ほとんどの女性は、顔に腫瘍のある男を恋愛の対象、仕事のパートナーとして、できることなら選びたくないと思うだろう。

彼は顔にある血管腫のために、一生涯自己の内面にわきあがる葛藤と向き合いつづけるだろう。そして、その葛藤は私自身のものでもある。

アザがあると人に優しくできる――増田多恵子さん

顔にアザのある女性の気持ちは？

男性と女性では、顔に対する思い入れはまったく違う。多くの女性にとって「顔は命」と言えるほど大切なものだ。

私は女性が化粧をすることがずっと不思議でならなかった。健康な肌、特徴のない顔のままでは「はずかしい」といって、毎朝、化粧をして顔の手入れをしてからでないと仕事に向かえない女性たち……。もちろん、化粧はその社会の「文化」でもある。化粧をするのは自由だ。しかし、健康な肌、特徴のない顔のままで生きるのは居心地が悪い、という「普通の顔」の女性たちの気持ちはよくわからない。

その一方で、顔にアザのある女性がすべての日常生活を素顔で通すことはできないと思っている。素顔で生きていると、周囲から敵意や侮辱のこもった視線を浴びてしまうからだ。顔にアザのある女性にとって化粧とは自衛のために必要な手段だと思う。

顔にアザのある女性にとって顔とは何だろう。

顔にアザのある男の私にもその心模様はうかがい知れないほど複雑だと思う。

それだけに会って話を聞きたいという気持ちは強かった。知人の紹介で、顔にアザのある女性を教えてもらった。どうやったら会ってもらえるのか？

「はじめまして。私は顔にアザのある男です。同じ境遇にある人たちと会っていろいろな話をしたいと思っているんです。会ってもらえますか？」

これでは、あまりにも間抜けだ。何のために会いたいのかさっぱり伝わらない。もっと会う目的をはっきりさせないと話にならない。

「はじめまして。私はフリーでライターをしているのですが、あなたの顔にアザがあると知り興味をもちました。ぜひともあなたのことを書きたい。私の顔にもアザがあります。だから、あなたの気持ちを、アザのない普通の人よりもわかると思うんです」

これではあまりにもおしつけがましい。自分の顔にアザがあるから、顔にアザのある人の気持ちがすべてわかるかのような言い回しは傲慢《ごうまん》だ。第一、顔にアザのある女性は、化粧をして素顔を隠しているだろう。そのような人に素顔に触れる質問をしては気分を害するに違いない。

だが、顔にアザがあるからこそ、私はその女性と会いたい。

推敲《すいこう》を重ねてようやく一通の手紙を書き上げて増田さん宛てに投函した。

会えるという約束を取り付けられたのは二カ月後だった。

ズーズーしいでしょう！

増田多恵子さん（仮名）は待ち合わせの喫茶店の席で、二カ月間、会うか会わないか迷っていた、長く待たせて申し訳ありませんでした、と言った。小柄な女性だった。私と目をきちっと合わせて話をするので、ふっきれている女性だな、と感じた。

増田さんは既婚である。顔にアザのある女性が結婚するのは、やっぱりたいへんなことがあったんじゃないか、と思っていた私はそこから話を切り出した。

——顔にアザがあって、それが理由で結婚ができない、そう思ったことはありませんか？

「私ね、小さい時から『お嫁さんになりたいな』って思ってたんです。他人が私を『かわいそうに』って言っても『アレ？』って感じであまり悩まなかったんですよ。ズーズーしいでしょう！」

増田さんは三人の子どもの面倒に追われる多忙な主婦だ。小柄な身体に満面の笑みを浮かべてどんどんしゃべる。ひとつの質問を投げかけると一〇の答えが返ってくる感じの元気な女性だった。

化粧の下にうっすらと顔の黒アザがすけて見える。客のまばらな喫茶店で向かい合っていると、彼女の右顔面にある黒アザのことを忘れていくようだった。

ソバカスの目立つ多恵子さんが黒アザを気にし始めたのは小学校一年の頃。右顔面に黄緑とも青ともいえないアイシャドーのような色が浮き上がってきたという。その範囲が少しずつ広がって濃くなっていった。中学にあがる頃には写真にうつるほどの濃さになった。

「でも、濃いソバカスかなっていう感じでした」

黒アザは医学的には太田母斑《ぼはん》と呼ばれる。その現れる部位が顔に限定されている、きわめて特徴的なアザだ。太田母斑の発生率は、男女比が一対四の割合で女性に多く発生する、と考えられている。その要因としてはホルモンの状態が強く関与しているのではないかといわれているが、まだはっきりとわかっていない。

多恵子さんは一八歳からアザを隠す化粧品、カバーマークを使いはじめた。短大を卒業してから三年目に、アザが気になり、正式な病名も知らなかったため地元の皮膚科の診察を受けた。二〇歳代になって、

「治せるものなら治したい」

という思いになったのは、恋人が現われたからだ。太田母斑と診断された彼女は、ある大病院の形成外科で治療を受けることをすすめられた。

「綺麗になりたいな。素朴にそう思ったんですよ。それまで特定の人と付き合ったことなかったし。もっと前から（恋人が）いれば、もっと早く思ったかもしれません」

その恋人は彼女の現在の夫、勝之さん（仮名）である。

機械的な形成外科の診察

多恵子さんにとってはじめての形成外科の診察は気分のいいものではなかった。

「お化粧をとられて、顔の写真を撮られました。何だか機械的でした。看護婦さんもお医者さんも親切心がない感じ。顔にアザがあると内面にすごく複雑なものがあるでしょう。研修のお医者さんが横でメモをとっていて。（アザを）治してもらえれば……と思ったけど事務的で嫌

でした。看護婦さんに『あんた治したいの？　治したくないの？　どっち！』と言われて、涙が出たときもありました」

しかし彼女は形成外科の待合室でいろいろな症状の患者を見て、アザをもっているのは自分だけじゃない、とわかったという。

「腫《は》れますが、いちどドライアイス治療をやってみましょう」

医師の判断に従って、アザの色がいちばん濃いこめかみ部分からドライアイスを当てた。

ドライアイス治療とは、アザの部分の皮膚をドライアイスで冷却してアザの原因となる色素細胞を破壊してしまう方法。皮膚に傷跡が残らないように行われるべきだ。

ところが、治療が終わってみると蜂に刺されたように腫れた。腫れのために右目が見えにくくなった。仕事場に行きたくなかった。

「今思えば、短大のときに治療していればよかったんですね。（この時は）結婚前に治せるものなら、と考えたんです。同じところに四〜五回（ドライアイスを）当てました。でもこんなに腫れるとは思いませんでした。ドライアイスを当てると、皮がはがれます。すると血管が見える薄いピンク色になって、それが回復するまで長い時間がかかるんです。（ドライアイスを当てたところが）ピクピクと痙攣《けいれん》しました」

両親は心配した。家族三人で診察に行って医師に質問した。

「どの程度治るのか」

「七割くらいだろう」

と医師は答えたという。

治療をやめることにした。綺麗になるなら、と願ってうけた治療だったが、皮肉にも綺麗にはならなかった。

「痛い思いをしただけ損をしたような気がします」

彼女は残念そうにつぶやいた。

インフォームド・コンセントという言葉がある。医師は患者に治療についての情報を提供して、お互いに十分に話し合ったうえで患者の同意のもとで治療を進めていくという考え方だ。アメリカから日本に伝えられて、日本でもこの考えを実践する医師が増えてきた。

しかし、増田さんが治療を受けた医師は、ドライアイス治療の後のケアについて詳しい情報を提供しなかったようだ。

私の知る限り、適切な情報を患者に提供しない医師はまだ多い。

アザがあると人に優しくできる

ドライアイスで腫れた顔で落ち込んでいた多恵子さんに、勝之さんから電話があった。結婚前のことだ。

「遊びに行こうか」

「顔がボンボンに腫れてるから行けない」

「そんなら、見に行くわ」

腫れた顔を見た彼は、

「すごいなあ」

「私（治療を）やめようかなあ。だけど、もう少しだけやってみるわ」

ふたりの間で、そんな自然な会話がすぐにできたわけではない。はじめて会ったときは勝之さんもアザに「びっくりした」という。

結婚にあたって彼女は医師に太田母斑が遺伝しないかどうか、何度も確認した。太田母斑は遺伝しない。

結婚前に、勝之さんは彼女にこう言った。

「そういうもの（アザ）があると人に優しくできる」

「でも、結婚の前に主人の両親が、アザのことを話し合ったかもしれないですね。一度、主人のお父さんに素顔を見られたことがありました。後で、主人と話したそうですけど、どうということはなかったです。結婚の挨拶の時でも、『顔にアザがありますが……』とは言っていません。アザのことを隠して結婚はしていませんから」

多恵子さんの母親は結婚に大賛成だった。

「こんな旦那さんはいないよ」

ママの顔、黒くてみっともない

増田さんは勝之さんとの間に三人の子どもをもうけた。小さな子どもをもつ母親は、家事に追われ、子どもたちの世話で一日が過ぎていく。

「三人も子どもがいるとアザのことを考える暇もないですよ（笑）。でもこうして取材を受けて振り返るのもよい機会ですね」

増田さんの子育て体験について話を聞いた。自分の子どもから、顔のアザについて聞かれると思った。そのとき、母としてどんな受け答えをしたのだろうか。

子どもも五歳くらいになると、顔のアザのことを質問しはじめる。

お風呂あがりに長男は多恵子さんの顔をまじまじと見た。

「ママの顔、黒くてみっともない」

「これは顔の病気なんだよ。そういう人がいてもいじめたらダメよ」

「うん、わかった」

こうした母子の会話が、子どもが大きくなるにつれて増えてくるだろう。

「（アザを）隠すことより、喋ってあげないといけないと思うんです。自分の体験を言ってあげて、どう育つかそれはわかりませんけど」

多恵子さんは最初から最後まで朗らかに話してくれた。ただ、ひとつだけ、思い出して涙を浮かべたことがある。

「一度だけ母が『こんなふうに産んで悪かったね』と私に言ったことがありました。それを言われたとき、アザのことでひどいことを言われたことがある、とは言えなかった。自分が子どもを産んで余計にそう思います」

話を聞き終えて喫茶店を出ると、ひとりの老女が赤ん坊をおんぶして立っていた。多恵子さんの母であった。

「よいお話は聞けましたかね?」

お婆さんは身体を上下に揺すって、子どもをあやして私に声をかけた。私と増田さんが話している間、子どもの面倒を見ていたのだろう。

「ええ。ありがとうございました」

ぺこりと頭を下げて、私は目と鼻の先にある駅舎へ歩いた。

列車の中で、私は増田さんの話を何度も反芻していた。

顔にアザのある女性が普通の生活を営み、普通の幸せをつかんでいる。大げさなことなど何もない。平凡な生活だ。

そんな人生に触れることができたのははじめてだった。

私にとって顔にアザのあることは、一生を変えるだけの重大事だ。平凡な人間になれるなどと考えたことはない。

もちろん、アザがあることは増田さんにとっても重大事だろう。けれども、平凡な生活を送っている。それに満足しているようだ。

増田さんに嫉妬を感じたのだろうか。平凡な生活を送る増田さんの「ズーズーしさ」を見て、こういう生き方もあるのか? と思った。それは「非凡」なことなのだろうか。

平凡、普通、という言葉を反芻しながら私は帰途についた。

人を傷つける言葉「気にしなくていい」——山崎鈴子さん

差別をする自由はありません

「部落民は国賊です！」

ハンドマイクでがなりたてる男がテレビ画面に映しだされた。男の座り込んだ路上には、部落を誹謗《ひぼう》中傷する文句を書きつらねた紙がベタベタと貼ってある。ひとりの女性が、この男の絶叫演説を制止しようとした。男は、

「表現の自由です！　表現の自由を侵害するな！　みなさん、これが部落の実態です！」

と叫び、罵詈雑言《ばりぞうごん》で反論した。

山崎鈴子さん（部落解放同盟愛知県連合会・婦人対策部長）は、こみあげる怒りをおさえて、男に演説をやめるように説得した。かみあわない議論が延々とつづいた。

一九九四年七月、労働組合員をはじめとした県民を対象に企画された「部落解放をめざす愛知研修会」のひとこま。「最近の差別事件の特徴について」というテーマの分科会で報告された、8ミリカメラの映像である。ビデオが終わると、会場からため息がもれた。

講師の山崎さんは次の言葉で分科会を締めくくった。

「差別をする自由はありません！」

アザを意識化してこなかった

顔に「障害」のある人の物語を書きたいという私の意図を聞くなり、彼女は開口一番こう言った。

「一番嫌なことは『気にしなくてもいいじゃない』と言われること。どんな差別問題でも、言われてこれほど傷つく言葉はありませんよ」

山崎さんの赤アザ(単純性血管腫)はほとんど消えている。レーザー光線を照射した効果があったからだ。

この生まれつきの赤アザは、右頬の下部から首にかけて丸い形をしていた。

東京で生まれ育った山崎さんは四四歳(取材当時)。私にとって赤アザをもつ人のお話をうかがった中ではいちばんの年長である。

「私は赤アザのことを、そんなに意識化してこなかったと思う」

アザのある人の体験を聞きたいという私の意に沿えるかどうか、という彼女に赤アザの記憶をたどってもらった。

「いちばん鮮烈に覚えているいじめの思い出は、中学にあがって、よその小学校からきたひとりの男の子から『きたない』と言われたこと。いまでも覚えています。でも、二学期からいじめがピタッと止みました」

一学期のテストの成績が優秀で、二学期からクラス委員になると、いじめはなくなった。

「もし勉強ができなかったらいじめは続いていたでしょうね。この時のいじめはアザが原因だと思います」

幼年期、アザよりも気になったのは母の反応だった。

「母のほうが緊張していました。それで私も（赤アザを）意識してしまった」

遊びに行くとき、山崎さんの母親は化粧品のファンデーションを塗ってくれたという。これは小学生当時、外出するときの習慣だった。

「中学生になってから嫌と言うようになりました。日光にあたると余計に目立つんです。でも母は『日にあたるとアザの色が濃くなるから』と心配しましてね」

母がアザのことで気をつかってくれることが嫌でたまらなかった。もちろん周囲の子どもは、山崎さんのアザのことを知っている。小学校の頃は、貧しい子もいっぱいいた。子どもの数もたくさんだった。彼女は塾やお稽古ごとで忙しかった。

東京の国立東京第二病院（現在の東京医療センター）で放射線治療を受けたのは、保育園か小学校の低学年のときで、とくに痛い思いをした記憶もない。

ただ、風邪をひいたりして医者にかかると、母親が医師に「アザが治らないか」としきりに聞いていたことを思い出す。

解放同盟の専従になるまで

高校から部落問題のサークルにかかわるようになり、こんな現実があるのかと衝撃をうけた。

大学時代には解放運動に没頭した。当時は狭山闘争（注）が盛り上がりをみせていた。一生懸命活動をしたので卒業後の就職には苦労した。

「内定取消はアザが原因ではなくて、部落解放運動をしていたせいだと思う。なぜ取り消すのかと問い合わせたら『学生課に（活動を）問い合わせた』という回答でした」

その一方で、当時の女性の職場進出は、今とくらべてきわめて難しかったのも現実だ。数回の転職の後、部落内の保育園に縁故で就職。同じ法人が経営する母子寮で二年勤務した後、一九七六年四月、二六歳で解放同盟の専従になった。

彼女自身は部落出身ではない。解放同盟の専従としてはめずらしいという。

彼女にとっては解放運動の存在は、アザのことよりも、何よりも人生を変えるものだった。

（注）狭山闘争＝一九六三年五月、埼玉県狭山市でおきた女子高生殺害事件をめぐり部落解放同盟が差別撤廃運動の中心課題としている一連の動き。石川一雄被告の出身が被差別部落だったため、逮捕に「差別による偏見」が先行したとして、判決の取り消し・再審を請求している。

親は負い目を感じないで

一九九一年夏から三年間、名古屋市内の社会保険中京病院・形成外科でレーザー光線の治療を受けた。

「知り合いがレーザー治療をすすめてくれたんです。行ってみたら親切な説明だったし、やってみようかな、と」

小学校時代に受診した東京の国立東京第二病院から三七年ぶりの治療だ。三カ月ごとにレーザー治療をうけて、いまではアザがあったことがわからないほどすっかり薄くなった。

現在は赤アザの治療法としてレーザー光線をあてる照射療法がすっかり定着している。しかしレーザー光線であれば、すべての血管腫に有効であるかというと、まだそうとは言い切れない。血管腫が皮膚から深いところまでひろがっていると効果があまりないという。レーザーでも効果がない場合、皮膚を切除したり自分の身体の一部の皮膚を顔に移植するという形成外科手術を行うことになる。そのかわり顔に傷が残ることも考えておかないと、治療後にがっかりすることになりかねない。

「(アザが消えても)気持ちのうえで、とくに変わったことはないですよ。私の場合目立たないところにアザがあったし、自分のなかで意識化してこなかったからでしょう」

赤アザは治らないし、あえて治す必要もない、命にかかわる病気じゃないし、大人になっていじめもないから、気にすることはない、と思っていた山崎さんだが、

「親と叔母、まわりの人が喜んでくれたことが、うれしい」

と語った。

治療を受けるようになると、アザの相談が口コミで舞いこむようになった。アザをもつ子どもの親、兄弟姉妹からだ。どこで治療を受ければよいのか、どんな結果になるのか。

山崎さんは「私の場合は」と断りながら、相談にのってきた。

「山崎さんに聞いていいのか迷いました」

という人に、

「迷うことはないよ」

といって相談にのる。

これは私の想像だが、アザの「あった」人に相談にのってもらう、そのことはアザのあった時のつらい記憶を思いださせることにつながる。相談をもちかける人はそう考えて、山崎さんへ話をもっていくのをためらったと思われる。

山崎さんの受けた相談のなかで、結婚の相談がいちばん深刻だったという。顔にアザがあると見合いでわかる。でも体にあると先方にはわからない。どうしたらいいのだろうか、とアザのある娘をもつ母親は悩んでいた。

ほかに相談の特徴として、子どもが小さいときの親からの相談がもっとも多く、本人が高校生や大学生になると相談は少なくなる。

「本人が『もういいわ』と思うんじゃないかな」

と山崎さんはその理由を考えている。

これと同じような傾向が、先天性四肢障害をもつ子どもを育てている親にもあるということを、私は医療関係の取材で知っている。

山崎さんは、アザをもつ本人から相談をうけたことがない。もっぱら親兄弟姉妹からの相談だった。

「親の悩みは、娘でも息子でも同じ。男だから顔の問題が軽いということはないですよ」

日本の医療には、心のケアが足りない

「アザのある人は、多かれ少なかれ何らかの痛みをもっているはず」

山崎さんは、日本の医療は心の傷に無頓着だ、と批判する。現実の生活に直接的な不便がない病気は軽く見られているというのだ。

「アザを見た子どもに『何アレ？』と言われれば、五〇代の女性でも落ち込むんです」

医療ソーシャルワーカーがアザのある人への精神支援をするとか、国民健康保険や社会保険のきかない高価なレーザー治療（一回の照射で三万～一〇万円）を国保や社保の適用範囲にするとか、やるべきことは山ほどあると山崎さんは指摘した。

「これを運動としてやるなら、いくらでも協力しますよ」

彼女は自分の体験は淡々と話し、人からの相談については、慎重に言葉を選び、差別に憤《いきどお》った。

アザのある本人が相談にいかないのはなぜだろうか。

それは、どんなに一生懸命になってアザのあることのしんどさを周囲の信頼できる人に訴えてもなかなか伝わらない、という体験があるからではないか。それから、アザのある人が山崎さんのようにアザの「あった」人と、話をするのには大変な緊張を伴うからではないだろうか。

私は顔にアザのある人のストーリーを書いているが、会うたびに言葉では言い尽くせない緊張を味わってきた。会った当日から数日間は、疲労感で他の仕事が手につかないこともあった。

山崎さんと意気投合したのは、お互いにアザにまつわる迷信を憎んでいることだった。

『妊婦が火事をみると赤アザの子どもが生まれる』という迷信を私の前で言う人がいました。私はこんな時はごまかさないで『根拠のない迷信は言うべきじゃない』と言います。アザをもつ子どものお母さんには、自分の負い目じゃない、と言ってあげたい。アザはひとつの病気です」

この迷信はいまも広く信じられている。

医療にまつわる「ことわざ」を集めた『ことわざ医学事典』（朝日文庫）には、「火事をみると赤アザの子が生まれる」という章がある。熊さんとご隠居の会話のかたちを借りて、庶民の間で信じられている迷信を説き明かしている。

【熊さん】うちのかかあ、腹がでかくなったのに、火事だってえと、飛び出していきやがる。赤アザのガキが生まれるってえのは本当ですかい。

【ご隠居】妊婦が驚いたり、興奮すると流早産を起こしたり、おなかの子の発育に悪い影響があるのはうそじゃない。だから静かに生活するように、という古人のいましめだな。胎教の一種だよ。もちろん、火事を見ることと、子どもの赤アザとは何の関係もないがね。

5章　迷信と医療の間で揺れる患者

アザにまつわる迷信があふれている

「その赤アザは前世の悪業によるものですよ」

よくそう言われてきた。霊感があると自称する人、親戚に霊能者がいる人、占いに詳しい人、自称宗教者などからよく教えられる。しかし前世の記憶のない私は確かめようがない。言われるたびに、何というお節介だ、と不快な表情をして見せるのだが。ところが、「忠告」をする側はあくまでもやさしく私が「前世」の「悪業」を知らないことを気の毒がるのだ。

ある人は私の前世は「志なかばで死んだ武士」と自信たっぷりにいいきった。刀で斬りあいをして、顔面から流血したまま死んでいく時代劇の侍。そんなイメージを彷彿《ほうふつ》とさせる忠告だ。このときばかり怒るのを後まわしにして笑った。

私は「生まれかわり」という思想を信じていない。だから、そんな忠告を信じたことはない。

小学校時代の同級生の女の子は、私がトマトジュースが好きなことを知って、

「ひょっとしたらトマトジュースの飲みすぎが原因で……」

と微笑ましい冗談のような心配をしてくれた。「そんなことをいったら、トマトをつくって

いる人たちの子どもは赤アザだらけになってしまう」と反論したらうつむいてしまった。

別の人は、母親が私を妊娠している時に、

「火事を見たから赤アザになった」

と教えてくれた。これは古くからある迷信だ。あとで母親に確認したところ、妊娠中に火事の煙を見たことはあるが、炎は見ていなかったそうだ。このような「微妙な」火事の目撃が、アザとどう関係するのか私はよく知らない。煙を見ただけで赤アザが顔にできた、というのなら、直接みたら体中が赤アザだらけになるのだろうか。

いずれの迷信も私は信じていない。根拠がないからだ。

しかし根拠がないからといって、放っておけない。人は根拠のないことでも信じる。社会から「妊婦が火事を見るとアザのある子どもが生まれる」という迷信が消えていく気配はない。

この「妊娠中に火事を見たから」という迷信には一応反論しておきたい。

もし、火事を見た妊婦が赤アザのある子どもを産むというのなら、空襲による火事を見た戦中世代の母親のほとんどは赤アザの子どもを産まなければならない。阪神大震災で被災した妊婦も、地域を灰燼《かいじん》に帰した火炎を目撃している。これらの人たちから赤アザの子どもがたくさん産まれたという事実はない。

この種の迷信は日本だけに特有の現象ではない。

英国のウェールズ地方では、赤アザの原因を、妊婦がいちごや赤キャベツを食べた量が、多かったり少なかったりしたことによる、という迷信がある。または、妊娠中に動物を見て肝をつぶした、血に触れたことがある、さらには腹部外にケガをしたからと考える人もいるという。人は簡単に理解できない衝撃的な現実を見たとき、その困惑した気持ちを整理するために様々な物語をつくって自分を納得させるのではないか。迷信を聞かせてくれた人のほとんどは、私のことを心配してくれた人だった。悪気はなかったと思う。心配が迷信という物語を聞かせたいという気持ちに高まっていくのかもしれない。しかし、無知に支えられた迷信は、顔に「障害」のある人を苦しめることがある。

オカルト療法を信じていた……

「石井さん、レモンを一日一個ずつ丸ごと、一〇〇個食べると赤アザが治るんですよ。知ってました？」

と、アザのある子どもを育てている女性は私に言った。当時二〇代だった私はすぐに反論した。

「それなら、一度レモン療法で治った人を紹介してください。その人と会ったうえで毎日レモンを食べるかどうか考えましょう」

彼女は沈黙してしまった。彼女もレモンで治った人を直接知っているわけではないのだ。誰かから聞いた忠告を心の中で何度も転がしていくうちに、そうやって自分の子どものアザが治ればどんなに素晴らしいだろう、という願いに高められていったのだと思う。このような根拠のない伝聞によって期待を膨らませて、民間療法を信じるようになる人は少なくないのだろう。

東洋医学で治るという人もいた。しかし、その療法で治ったという確実な臨床データが揃わないかぎり、信じられない。

私もはじめから民間療法や迷信を疑っていたわけではない。奇妙な民間療法を信じようとしていた時期があった。

中学から高校までノストラダムスの大予言などのオカルト記事を掲載している雑誌『ムー』も購読していた。あのオウム真理教が宣伝のために利用したこともある雑誌だ。

私は『ムー』に載っていたハルマゲドンという言葉に象徴される世紀末思想に興味があって熱心に読んでいた。一九九九年に地球が破滅するという有名な話だ。

その雑誌で、万病に効く「奇跡の水」が通信販売（たしか七〇〇円くらい）で入手できることを知った。さっそく取り寄せて、この水で顔を洗うことにした。治ることを期待して、だ。家に誰もいない、留守番をしているときを見はからって洗面器に水をいれた。その水面に、寿司の出前についてくる醤油を入れる小さな容器に満たされた「奇跡の水」とやらを数滴たらした。両手で水をすくって顔に近づけていく。

惨めだ。

こんなわけのわからない水を使ってまで、顔のアザを取りたいのか？

そうだ。

いや、俺にもプライドがある。

水が顔に触れた瞬間に、「ああ、これはインチキだ。俺は何にすがろうとしたんだろう」と恥ずかしくなった。確か、大学病院で「完治しない」と言われて間もない頃だったろうか。以来、確たる証拠のない治療法は信じなくなった。

一事が万事で、この「気づき」から根拠のない噂、迷信を信じなくなった。もちろん「大予言」も、である。

顔の医療に不足しているもの

こうした治療にかかわる迷信が出てしまうのにはふたつの理由があると思う。

第一に、アザで悩む人たちが安心して気軽に話し合える場がない。アザがあることでおきる周囲からの侮辱をアザのない人に言ってもなかなか信じてもらえない。そういう時には当事者同士が話しあうことで、孤立感を解消することができるだろう。後述するが、欧米ではそのような市民団体があり、顔に「障害」のある人たちを相互に結びつけ、助け合うシステムができている。しかし、日本にはないに等しい。

第二に、治療する形成外科医師たちの説明不足。よく言われる「三時間まちの三分診療」だ。医師は数多くの患者を限られた時間で診察しなければならないために、患者が納得するまで説明する時間がない。

患者の不安が解消される場が社会にほとんどないのだ。

アザが完治するならこれらの悩みは「治るまで」の一時的なもので終わるだろう。しかし、消しゴムで鉛筆の文字を消すように、顔のアザが消える時代はまだ来ていない。

アザなど顔の「障害」を治療する技術をわかりやすく解説した『あざは消えます、治せます』（平山峻著、保健同人社）に、読者の質問に答える「Q&A」のコーナーがある。

Q　あざはとれますか？

A　あざには黒あざ、茶あざ、赤あざなど、いろいろな色調を示すものがあります。この外観上の色調は、原因により違います。ですから、あざはとれるものもあり、とれないものもあり、それはあざの原因の違いによるものです。

患者に希望を与えるような文章になっているが、完全に治る技術はまだ確立されていない、と考えたほうがよい。レーザーやドライアイス、あるいは植皮手術などで色がとれ、皮膚にも異常が残らずに完治した人は確実に増えているが全員ではない。治療結果に一〇〇パーセント満足できた人はとても好運だといえるだろう。

そこで、完全に治らない患者は戸惑う。治らないと信じたくはない。しかし治るかどうか確たる保証のない治療に時間とお金を使うべきかどうか。これからどう生きていけばいいのか。その困惑した気持ちの隙間に民間療法を信じてみようという感情がわきあがってくるのは無理もないことだと思う。

ひとりひとりの決断

私がある総合病院へ診察にいった時、医師は私とてもよくにた症状の患者の写真つきのカルテをみせてくれた。植皮手術の決断ができない私に、外科手術のありのままを説明するためだ。

術後の患者の顔は、傷跡とそれを縫う手術用の糸によって歪んでいた。数回の傷跡を目立たなくするための手術を行わなければならないという。

その患者はそこまでの説明をうけた上で決断をしたと思う。たいへん勇気のいる決断だと思った。赤アザの色は取れたが、それに匹敵するだけの大きなキズが顔に残っていたからだ。アザをとるか、キズをとるか、それが問題なのだろう。私は治療しない道を選んだ。

形成外科が他の診療科目と違う点は、患者が治療する気持ちにならなければ、医師は治療を強制できない点だろう。

形や色を気にして悩んでいる人に、その悩みのもとをなくして精神的に落ち着いてもらおう、悩みがなくなることによって社会に出て思いきり楽しく働いてもらおう、というのが形成外科の目的だという。だから、どんなに形や色が普通と異なっていても、当の本人が悩んでいなければ、また本人がそれを治そうと思わなければ手術することはない。

患者の心というものは、単純ではない。現代医学で治らないならば、ほかにも方法があるのではないか、と夢を見ないではいられない。私もそうだった。

アメリカやイギリスの一部の病院では、顔に「障害」のある人のために、心理学者たちがカウンセリングをして心のケアや悩みの相談をしている。日本ではまだ一般的になっていない。

顔や姿形に「障害」のある患者同士だから、わかりあえる、話ができることはたしかにある。

このような会が発展することは、治療法の情報交換、励ましあうという点からも大切なことだと思う。

6章　普通の顔とは何か

初対面で何が起きるのか

顔に「障害」のある人にとって、日常生活で一番気になることのひとつは、初対面でどう人と接すればいいのか、である。そして、初対面で相手がどんな気持ちで自分の顔を見るか、である。

行きずりの人から、侮辱されることがある。行きずりと初対面は違うが、忘れられないいくつかの侮辱をうけたので書いておきたい。

私は道を歩いていると、子どもから「気持ち悪い！」という言葉をよく浴びせられる。だから、子どもの一団が集まっている道路や公園には近づかないことが習慣になってしまった。

高校生の時、自転車に乗って正面からやってきた女の子（小学校高学年にみえた）から、「よくあんな顔で生きていられるな。私なら自殺しちゃうわ」とすれちがいざまに言われたことがある。すれちがいざまに言われたので、反論することができなかった。やり場のない怒りに血が沸騰した。その日の柔道部での練習には熱が入った。

大学生のとき、信号待ちをしていたら、見ず知らずの青年が、

「その顔どうしたんですか?」
とぶっきらぼうに話しかけてきた。ぼんやりしていた時に、声をかけられたので、「生まれつきですよ」と答えてしまった。すると、その青年は「あ、そうですか」と、それだけ言って去っていった。何のために質問したのかわからない。好奇心を満足させるためなのか。それにしては、見ず知らずの人間にそういうことを聞くのは失礼ではないか。しかし、行きずりの人にそれを問いただすことはできなかった。

このような、行きずりの人からの無遠慮な質問と侮辱という、「異常な出会い」が私の日常生活のひとこまとして定着して久しい。「日常」といっても慣れたわけではない。通りすがりの人に、突然侮辱されるのだから、怒りがこみあげてくる。そしてとても疲れる。初対面で、人を検分するのが習慣になった。人の視線とは、おもしろいもので、その人が私を嫌悪しているのかどうか、その眼の動きと表現によって一瞬でわかる。時間にして〇・五秒にも満たない瞬間で、その人のアザに対する印象が伝わる。ある人はアザに眼が吸い寄せられて視線が動かなくなる。別の人はアザを見ては失礼だ、と考えて理性の力で視線を私の眼に移動させる。一度も私の顔を見ないで長時間の打ち合わせをやりすごす人もいる。

道を歩いたり、人とはじめて対面するときは、いつも人並み以上に緊張する。

『人間にとって顔とは何か』(レイ・ブル/ニコラ・ラムズィ著・講談社)は、顔に「障害」のある人につきまとう、このような初対面の問題について社会心理学者の研究成果をまとめている。顔に赤アザをつけた人と、アザなしの人が地下道に落ちた時、通行人はどんな行動に出るのかを実験した。その結果は次のようなものだった。

赤アザのある人が地下道に落ちた時、通行人の六一パーセントが助け起こした。その助ける行動に出るまでの平均時間は二七秒だった。

アザのない普通の顔をした人が地下道に落ちた時、八六パーセントの通行人が助け起こした。助けるまでの平均時間は一六秒だった。

次に赤アザのかわりに、腕に包帯をした者、眼帯をつけて顔に傷のある者、普通の人で実験をしたところ、顔に傷のある人のほうが、助け起こされるまでの時間が長かったことが明らかになっている。

一番早く助けてもらえたのは、腕に包帯のある人だった。

研究者はこう結論づけている。

「損なわれた容貌をもつ場合では、『被害者』の魅力が低下し、その人を避けたいという気持ちが、同情心に勝ってしまうのである」

ラムズィは、容貌の研究者の実験結果から次の事実を紹介していると記している。

「(損なわれた容貌をもつ人が)たとえ言葉に出されなくても他者が否定的な反応をしていることに気づくと一貫して訴えており、異性、同性を問わず『拒否』されていると報告している」

「顔面に大きな損傷をもつ人に会った人が、嫌悪と恐れの感情を、表情に出すことは稀なことではない」

それでは、人はどんな顔、容貌をもつ人を避けようとするのだろうか。

避けられやすい顔

損なわれた容貌をもつ人に対する拒否の問題を研究したラムズィは、さまざまなタイプの容貌の問題に対して、反応が一様ではないことを示した。

「外傷による容貌の問題（火傷は除く）よりも、先天異常による容貌の問題に対する反応の方が、より極端になる傾向がある。加えて、顔面のコミュニケーションにかかわる部分（主として目や口）を含む問題は、顔面のより周辺の部分（額、頬、顎）を含む問題より、嫌悪感をもたれる可能性が高い」

と分析している。

この研究成果に従えば、私のような容貌は、〝先天性の赤アザ〟が顔の半分を覆っている、ことから避けられる度合いは高いと言えるのかもしれない。

なぜ人は顔の「障害」を見て敵意をむき出しにしたり、避けようとするのだろうか。ある研究者はこう説明する。

「私たちは、ほとんど視覚優位の世界に生活していることから、損なわれた容貌をもつ人は拒否される」

そしてこう続ける。

「傷やシミが感染したり伝染したりするのでは、といった誤った理解のために、身体に障害をもつ人は、直接的な拒否の対象になるのである（特に先天的な顔面の障害）」

同じような境遇になりたくないという拒否の気持ちが、初対面の時に強く働いてしまい、避けるという行動と態度が出てしまうというのだ。

このような事実は、身体的なハンディキャップをもった人にも見られるという。別の研究者は、身体障害者がなぜ対人関係に否定的な影響を与えるのかについて理由を五つあげている。

①ハンディキャップの存在は、一般の人たちに対して、自分たちも同じような障害を受ける可能性のあることを確認させる。
②ハンディキャップは、伝染するかもしれないといった誤解があること。
③健常者は、ハンディキャップのある人に対して同情をもって接するべきか、普通の人として接するべきか、葛藤を経験し、対応の仕方に不安をもつ。
④じろじろ見てはいけないという常識に反して、ハンディキャップを詮索したいという願望があること。
⑤ハンディキャップは見苦しいと考える人がいること。

ここでも、「障害が伝染するかもしれない」というイメージをもっている人がたくさんいるという研究結果が出てきた。

伝染するとは、大げさだと思う人がいるかもしれない。しかし現実にそう思っている人と私は出会ったことがある。

「普通」の顔とは何か

顔に「障害」のある人々は、つねに「普通」の顔をした人たちに注目されている。たとえ注目されていないとしても「いつも誰かから注目されている」という気持ちで生活している。そう生きざるを得ない。好奇心と侮辱、そして敵意のいりまじった視線には、あなどれない強い〝力〟がある。

その視線から逃れるために顔に「障害」のある人々は苦しむ。その苦しみから逃れようと、ある人は形成外科の治療に夢を託す。別の人は、化粧によって「障害」を隠して生きようとする。あるいは、「障害」は前世の因縁だという迷信を信じて現世で幸せをつかむ努力を放棄する。そして絶望の底に沈んで自力で立ち上がれないまま人生を終えていく人もいる。

視線は人の生き様に大きな影響を与える。だから見られない「普通」の顔になりたいと願う。では、「普通」とは何だろう?

評論家の岡庭昇は『身体と差別』(新泉社)の中で身長を例にあげて「普通」を論じている。

身体そのものの属性として〝ふつう〟を考えていくと、じつはとめどもない事態になる。身長が二一〇センチのジャイアント馬場と一五三センチの女性は同じ人間であって、どちらか一方がふつうであるとはいえない。(中略)どちらもふつうではなく、身長一六〇センチがふつうかもしれない。だとしたら、一六一センチの場合はふつうではないということになるのか？　こういう問題はとめどもなく、きりがない。

この考え方は顔にもあてはまる。

たとえば、顔で人種をあてられるだろうか。

日本人の普通の顔とは何か？

私はニューヨークに住んでいた時、いろいろな顔を見た。アジア系の人種の顔だというくらいで、顔だけから日本人だと特定することは難しい。むしろ、表情、ヘアスタイル、服装などで、その人の出身国を想像するほうが間違いがなかった。結局のところ、日本人固有の顔はない、と思っている。

私はニューヨークで中国人と間違えられて、中国人のおばさんから中国語で話しかけられたことがあるし、日本では、英国人と英語で話している様子を見た日本人から「日本人ですか？」と聞かれたことさえある。

日本国内でも、在日朝鮮人と日本人を顔で見わけることはほとんど不可能だろう。

話をアザにもどそう。

どんなアザなら「普通」なのか？

「普通」という曖昧《あいまい》な言い方がしっくりこないなら、こう言い換えてもいい。どんな顔なら生きていきたいと思えるのか？　あるいはこうだ。どんな顔なら生きられないと思うのか？

もっと具体的に言おう。

先天性の大きなアザを顔にもって生きられるか？

殴られた跡にできて数日で消えるアザなら我慢ができるのか？　数日我慢できるなら一生我慢できるのではないか？　数日で消えようが生涯消えまいが、アザはアザではないのか。隠しようのない顔のアザと、衣服で隠せる背中のアザとどちらがより「普通」に近いのか。このような議論はあまり意味がないのかもしれない。しかし、生きていく上で、それぞれのアザや「障害」の場所が大きな影響を与えていく。ばかげていると思われるかもしれないが、私は飽きることなく、どんな顔が「普通」なのか、を考え込んできた。

もちろん、結論はでない。しかし、次のように周りの人間が考えていることを感じた。

「生まれた時からアザがある顔は普通の顔ではない」

「怪我や病気をしたとはいえ、一生顔に消すことができないアザや火傷があってほしくはない。そんな顔は普通じゃない」

「普通」を強制するメディアの影響力

日本は空前の情報化社会になっている。ありとあらゆる情報が雑誌、新聞、テレビなどのメディアを通じて手に入る。だが、そこに登場するのは「普通」の人たちばかりではないか。たまに登場する顔に「障害」のある人は、極めて特殊な役割——たとえば弱者——で現れることが多い。

日本の漫画雑誌からは、顔に傷のある悪役をいくらでも見つけることができる。

この現象は欧米でも同じだ。

テレビに出てくるギャングなどは、たいてい恐ろしい容貌をしていて、顔に傷跡がある。

（前掲書『人間にとって顔とは何か』）

「顔の障害」＝「悪役」という単純な図式をメディアで発見するたびに、ああまたか、と呆れている。この決まりきったパターンから逃げることは不可能だ。現実社会では、悪い奴ほど普通を装い、目立たない格好で生活しているにもかかわらず。

暴力と恐怖を運んでくる人には、何か顔に「障害」なり「特徴」がある。そういうイメージをメディアは社会に振りまいている。私がはじめてあだ名をつけられた「人造人間キカイダー」は超人的な能力をもった「人間以外の存在」「人間の脳をもったサイボーグ」だった。

顔に「障害」のある者は、社会に適応できないアウトサイダーでなければならない。

このような価値観が、顔に「障害」のある人たちを取り囲んでいる。その価値観がはっきりと世の中に現れるのがメディアの世界である。

顔の「障害」は悲劇に必要なのか？

顔に「障害」のある人を描いた物語は悲劇性が強い。そのいくつかを見ていこう。

〈顔にケロイドのある男の悲劇――小説『他人の顔』〉

小説家の安部公房が『他人の顔』で顔の「障害」を題材にしている。

新潮文庫版の表紙カバーのあらすじにはこう書かれている。

「液体空気の爆発で受けた顔一面の蛭のようなケロイド瘢痕《はんこん》によって自分の顔を喪失してしまった男……失われた妻の愛を取り戻すために〝他人の顔〟をプラスチック製の仮面に仕立てて、妻を誘惑する男の自己回復のあがき……。特異な着想の中に執拗なまでに精緻な科学的記載をも交えて、〝顔〟というものに関わって生きている人間という存在の不安定さ、あいまいさを描く長編」

安部公房はケロイド瘢痕をもった経験があるのかもしれない、と疑いたくなるほどリアルな描写が結末まで続く。

私がもっとも感銘をうけたのは、小説の結末ちかくに登場する、顔に火傷のある女性の話だ。その女性は広島で被爆し顔の半分がケロイドになっていた。彼女は兄と語り合った夜、海に身を投げて自殺する。兄との会話からにじみ出る、その女性の苦悩と絶望感を安部公房は見事に描いた。

『他人の顔』は一九六六年に映画化もされた。監督は勅使河原宏、主役を演じたのは俳優の仲代達矢だった。仲代は顔を包帯でぐるぐるまきにして街に彷徨《さまよ》った。その場面は東京・新宿の雑踏で隠し撮りされた。その撮影の様子を仲代はこう述懐している。

「ほとんどの人が僕を無視しようとするのに驚きました。特に男性は避ける。じろじろ見る

のは、中年の女性だけでした」(毎日新聞／一九九七年一〇月二五日)

映画でも、小説でも、顔にケロイドのある主人公は「救われない」人間として描かれた。だれもが納得するストーリーなのだろう。だが、顔に「障害」のある人が、ひとりの生活者として、当たり前に生きていることを知っている私からみれば不満が残る。「救われない」人間像を期待する普通の人たちの気持ちこそが「救われない」と思えるのだ。

〈見世物にされた男――映画『エレファント・マン』〉

この映画は日本でも大ヒットしたため映画ファンでなくとも記憶に残っている人は多いはずだ。監督はデビッド・リンチ。一〇年以上も前になるだろうか当時の新聞の社会面で「ツッパリも泣いた」の見出しがおどり、ヒューマニズムあふれるこの映画のすばらしさを讃えていた。しかし映画評論家の中にはリンチ監督は似非《えせ》ヒューマニストと酷評した者もいたらしい。

あらすじはこうだ。

エレファント・マン(象人間)と蔑まれ、見世物小屋でさらし者になっている男がいる。これを偶然みかけた医師フレデリック・トリーブズは彼をロンドン病院へ連れ帰る。彼の名はジョン・メリック。しかしジョンをもう一度見世物にして一儲けを企む興行師が現れる。病院の外に連れ出されるジョンは顔を隠すため布袋ですっぽり覆っている。それをめくりあげ、恐怖におののく貴婦人たち……。

ジョン・メリックは実在の人物で希少難病、レックリング・ハウゼン病の患者だったという。

最近の研究によれば、プロテウスシンドロームという先天性の病気も併発していたという説も浮上している。レックリング・ハウゼン病は、日本にも約三万人の患者がいると言われているが、これを見た患者は次は自分が見世物になるのではないか、と恐怖でおののいたと思う。

彼の一生は見世物とともにあった。興行師に見世物にされたメリックは、医師に助けられるのだが、貴重な症例として、医学界で注目された。メリックの生きざまに興味をもった劇作家は、彼を題材にしてシナリオを書き、それは大評判になった。その後は、映画になった。約一〇〇年以上にわたってジョン・メリックは見世物にされつづけている。

顔や姿形に「障害」のある人が、世界中から注目された最も典型的な例である。

〈犯罪者の顔をなおして、社会復帰させられるのか――映画『ジョニー・ハンサム』〉

一九八九年冬に日本で公開された映画『ジョニー・ハンサム』を記憶されている人はかなりの映画通だろう。主演は『ナインハーフ』のセクシーな演技で一躍スターとなったミッキー・ローク。監督はバイオレンスものを撮らせたら超一流のウォルター・ヒル、そして原作者はジョン・ゴーディーだ。日本でも同名のタイトルで文庫本になっている。あらすじを映画のパンフレットから拾ってみる。

「ジョニー・ハンサム。そんなニック・ネームも、揶揄し皮肉られた名であることは一目瞭然なほど、生れつき醜い姿形をした男。彼は半獣半人（キャリバン）とも言われる容貌から悪の道に入るしかない悲しい存在だった……」

その彼が仲間と共謀して銀行強盗を企てるが失敗。収監された刑務所で出会った、形成外科医の説得で顔面の整形手術を受けて「ハンサム」な男に生まれ変わる。医師は醜い顔面が犯罪を繰り返す要因になっていると確信し、それを「治す」ことで社会復帰ができるという自分の仮説を証明したかったのだ。ジョニーの母は覚醒剤の常習者で売春婦。彼には口唇口蓋裂による言語障害があるという役柄だ。主人公は銃撃戦で死亡して映画は終わる。

心理学の教科書を見ると、顔と犯罪の関連性を指摘した研究は確かにある。だが、その関連性には首を傾げるしかない。この論法でいくと、犯罪多発地域といわれるところの住人は、犯罪をおかす特徴をもった顔をしているのか、という疑問がわいてくる。フィクションに対して、そんなことを考えるのは野暮かもしれない。しかし、フィクションといえども、社会の「常識」から出発してストーリーをつくりだしてほしいと思う。

多かれ少なかれ、エンターテインメントやフィクションでは、顔に「障害」のある人は、最後には自殺するか、殺されるか、「救いようのない」結末を迎えるという法則があるかのようだ。あるいは憂いをたたえた人物像として設定される。顔に植皮跡の残る医師を主人公にした手塚治虫著『ブラック・ジャック』もその例外ではない。

メディアの中で、顔に「障害」のある人が、働き、恋愛し、結婚し、育児するという「普通」の生活をしているというイメージが現れることはほとんどない。顔に「障害」のある人が、普通の生活を送っているという、想像力が働かない人が多いのだろうか。

隠喩と神話は人を殺す力をもっている

フィクション、ノンフィクションのいずれの作者も、顔の「障害」から受けるイメージをもとにして、作品をつくり、公表してきた。

そしてそのイメージは「顔の障害」＝「不幸」という決まりきったパターンに終始している。「不幸」のイメージが膨らんで、「障害は感染する」という誤解が生まれることもある。これがエスカレートすると、就職や結婚などの差別にまで広がっていく。

この悪しきイメージとは何だろうか。

自身もがん患者となった経験をもつ、アメリカの評論家スーザン・ソンタグは、その著書で、病気とそれにまとわりつくイメージについて詳しく論じている。

> 人々から最も恐れられた病気こそ、つまり、癩病や梅毒やコレラや癌のような（ただし、癌は多くの人々の思い込みの中での話であるが）、ただ単に致命的であるだけでなく、体を異質な何かに変えてしまう病気こそ、とくに『疫病』に格上げされやすいようである。
>
> （『エイズとその隠喩』みすず書房）

ソンタグは、闘病経験から、「隠喩と神話が人を殺す」と確信するようになったという。隠喩（メタファー）とは「あるものに、他の何かに属する名前をつけること」である。私にとって最悪のメタファーは「人造人間キカイダー」であり「化け物」だった。

あらためて言うまでもなく、私はサイボーグでもなければ化け物でもない。だが、子どもの私は「キカイダー」「化け物」と呼ばれて劣等感にさいなまれ消極的になっていった。それは大げさなことだろうか。

神話とは、『今昔物語集』で、神仏の前で嘘をつくと顔にアザができる、というような説話のことを指す。

嘘をついたために顔にアザが現われるわけがない。常識で考えればわかる単純な話だが、この種の神話は、日本にいると「前世の因縁」でアザが出てくるという話に転化する。

隠喩も神話も、その顔に「障害」のある人を、あるがままに見つめることの邪魔になる。それを証明する事実がある。アザのある子は、赤ん坊の頃から知っている子どもたちの間ではほとんどいじめられない。テレビや物語の世界であふれている「顔に傷のある者は悪」「顔に火傷のある怪人」などのキャラクター・イメージを頭に刷り込まれる前、つまり、隠喩や神話を知る前から、あるがままのアザのある本人を知っているからだ。

ソンタグは、「隠喩の力を借りずにものを考えるというのは不可能」だと言った。そうかもしれない。人を殺しておいて反省をしない者を「悪魔」「人でなし」と呼ばずにはいられないのが、言葉とともに生きるしかない人間の本性なのかもしれない。その殺人者は人間なのだ。悪魔であろうはずがない。

さらにソンタグは顔が、身体の中でも特別な存在だと喝破している。

身体を萎えさせる病気、小児麻痺が隠喩にまみれなかったのは、「体に影響するのであって、顔には出なかった」からであり、「顔というものが、特権的な地位を与えられていて、われわれが肉体の美しさと破壊を評価するさいに決め手となることによるところが大きい」とソンタグは言う。だから顔が後遺症によって変形する、ハンセン病（癩病）や、紅斑が出る梅毒はもっとも悲惨な病気として蔑まれ、患者は差別に苦しんできた。

付記すれば、疫病（Plague）のラテン語の語源はPlagaであり、打撃や傷を意味する。先に述べたスティグマと同じ根からあらわれた言葉だ。

顔の「障害」は、隠喩と神話にまみれている。洋の東西を問わず、古代から現代までそれは脈々と受け継がれている。

けれども、人を死においやったり、苦しめる隠喩や神話とたたかった、顔に「障害」のある人たちがいた。

7章　異形を生きた人たち

丸木位里——顔の右半分に黒アザ

広島出身の画家、丸木位里《まるきいり》（一九〇一−一九九五）は「原爆の図」であまりにも有名だ。彼の顔の右半分には生まれながら大きな黒いアザがあった。

丸木位里の回想録『流々遍歴』（岩波書店）によれば、「頭の上に大きなコブができておって、まるで化け物のような顔をして生れてきた」という。月日が経つにつれて、顔の傷も癒えてきたが、右側の頭から頬にかけて大きなアザが残った。母はそれを苦にして「悪いことをした、済まない、済まない」といって、いつも涙を流して悲しんでいた。

第二次大戦の兵役検査では、不合格になった。その理由は、顔のアザによるものだったろう、と丸木は推測している。

独学で水墨画を習得した丸木は、広島の原爆の惨状をまのあたりにして「原爆の図」を妻の俊《とし》と完成させた。

妻の俊は位里とのはじめてのデートのために待ち合わせた時の様子をこう書いた。

「不忍池、夕方六時半、といったのは、夕暮の明るさと暗さの半ば頃の光の中で逢いたいと思ったのではないでしょうか。この顔の影の目立たぬように。そう気がつくと、私が恥ずかしいなどと考えたことがほんとうに悪かったと思いました。

私は、位里の右側の頬をなるべく見ないようにしました。左側の顔は又、たとえようもない程美しく見えました。小さいけれども筋の通った鼻が光って、あざに色素が集中してしまうのか膚の色がとても白く頬がほんのり赤くて、ひげのあとが青くて清潔です。右の目は頬と同じように、やはりあざに包まれていますので話す時には左の目を見ると、どうしてもその右の目を見てしまいますので、私は、美しい鼻と、口とだけを見て話すことに決めました」

（『生々流転』丸木俊子著・実業之日本社）

この時、位里には妻があった。だが、位里は「二人は、もう、長いこと、愛情がなくなって、だが暮らしているのです」と言って、ふたりは結婚する。

丸木位里と、俊の共同製作による「原爆の図」「南京大虐殺の図」「アウシュヴィッツの図」などの戦争犯罪を告発する一連の作品群は内外から高く評価されている。戦争で傷つき、殺された者をリアルに描く絵筆の迫力はすさまじい。

私は一九九五年八月六日、広島平和記念日、一度でいいから丸木位里と会いたいと思い、埼玉の丸木美術館に行った。だが時すでに遅く、丸木位里は危篤状態にあった。出会うことはかなわなかった。翌月、死去の報を聞いた。享年九四。生涯、好きな絵を描き続けた自由人だった。

折口信夫——痣のうへに日は落ち　痣のうへに夜が明ける、有難や。

折口信夫《おりぐちしのぶ》（一八八七－一九五三）は、民俗学を国文学に導入して新境地を開き、歌人としては釋《しゃく》迢空《ちょうくう》の名で知られている。折口は民俗学の巨人の柳田国男と並んで、民俗学に関心をもつ者にとって見逃すことのできない人物だ。

その折口の顔には、生れながらに右の眉から眼のあたりにかかる青いインク色のアザがあった。折口の仕事を讃える評論や評伝は、膨大な量にのぼる。その中には顔のアザと折口の心情との関連にせまったものがある。彼の死後、友人の作家、室生《むろう》犀星《さいせい》が書いた文章は胸をうつ。

私は釋迢空に会うと、すぐ額にある黒ずんで紫がかった痣を、まず何よりも先に眼にいれた。痣はあざだった。どこまでも痣にかかわりがなく、おしゃれの迢空が顔を剃るたびに悲観し、これをいかにして抹殺すべきかに心をつかっていたことだろうと、よそごとならずに私はそう思った。若い時分の友人らはこの痣をインキと呼んでからかったが、迢空はそのため『靄遠渓《アイエンケイ》』という号をもちいて、他人のからかいを封じているふうもあった。迢空が学者とか歌人とかで偉くなってから、誰ひとりとしてこの痣のことを彼の前で、あなたの痣はどうしてそんなにインキの色をしているのですか、そしてお幾つからそれがどんな原因で額を禍いしているのでしょうかと、訊く人はなかった。この無礼な言葉が彼の愛していた人間からも聴くことがなく、またみずからこれはね君、ずっと昔からくっ付いていたんだとも言う機会のなかったことが、やはり一つの聴きもらした生涯の質問でもあり、誰もそれを言ってくれなかったことに、痣の手負いの深かったことを知られたのではないかと思った。
吃りはその吃りを判然とそう言ってくれる人の前では、もはや吃りではなく、すらすらと喋れるものである。足の不自由な人には足はちんばでも、そういうことは生きるに問題ではないと言うと、ちんばの人も憂鬱を吹っ飛ばすものである。私の額に沼空のような痣があったら、私はまず一篇の詩を書いて、このあざを見るひとの胸をぐっとつまらせて見せたかった。

痣のうへに日は落ち
痣のうへに夜が明ける、有難や。

（室生犀星『我が愛する詩人の伝記』）

犀星のきめこまかい心遣いと、折口の孤独への共感がみごとに綴られている。そして、最後の二行の詩からは「アザがあって何がわるいのだ」という反骨精神が読みとれる。ちょっとした皮肉がピリリときいて余韻を楽しむことができた。

ビートたけし――異例の顔面麻痺記者会見

ビートたけしの顔面麻痺だけは別格に扱わないといけないと思う。たけしは九四年にミニバイクで事故を起こした。コメディアンとして、日本でもっとも有名であるばかりでなく、小説、映画にもその仕事を広げてきた才人だ。その彼が交通事故を起こしただけでも大事件なのに、顔面麻痺という後遺症が残った。

テレビの視聴者を驚かせた、顔面麻痺を公表した記者会見は、異例中の異例といっておかなければならない。

テレビで活躍している評論家の田原総一朗でさえ、こう書いた。

もしも、わたしが、彼に記者会見についての相談をされたら……。いや、わたし自身が当事者であったならば、一体どうしただろう。

やはり記者会見はしなかった。出来なかったと思う。

あの顔で、記者会見を行なった彼の、何というか、徹底的に突っ張っていく、逃げない、ひるまない、自分を丸ごとぶつけていくすさまじさを、イヤでも強烈に感じてしまうのだ。

（「ビートたけしはすごい奴」、『話の特集』、一九九四年一二月号）

顔面に大きな傷跡や「障害」ができたとき、その人は、公共の場から姿を消していく。なぜか。顔から受け取るイメージが「ダウン」するからだ。たけしのようにお笑いのスターの場合、そのイメージダウンの心配は深刻だったろう。テレビタレント生命がこれで終わった、という主旨の雑誌記事を読んだ記憶がある。

たけし自身も顔面麻痺でお笑いができるのか、と悩んでいた。

たけしの闘病記『顔面麻痺』（太田出版／幻冬社文庫）には、「普通」と「異形」の顔の間で揺れ動く彼の肉声が生々しく書かれている。

お前、こんなムンクの「叫び」のようになった顔で、これからどうやって生きていくんだよ。

正常な顔ってのはどれをさすのか。テレビに出ていい顔といけない顔を分ける基準はどこにあるのか。病気の顔は人前に出してはいけないのか。変な顔には変な顔の笑いがあるんじゃないのか。

実に正直な心情の吐露だ。たけしが異形の顔になったときの不安がよくわかる。たけしという芸人が危機にとても強い人間だということもわかる。たいていの人間は、あれほどの顔の変形と麻痺にみまわれたとき、自殺や失職を考えるものだ。だが、たけしは異形の顔から目をそらすことなく、果敢に自分の運命とたたかった。

たけしのように、日本のお笑いのトップとなった人物だったから、マスコミが求めもしたし、本人も応じる覚悟ができた「顔面麻痺記者会見」だったと言えるかもしれない。

8章　埋もれた声を探し出す

ラジオから聞こえた声

「私には顔に半分くらいアザがあるのです。生まれた時からそうです。おかげで小学校の頃からよくいじめられたものでした」

高校時代、クラブ活動から帰ってから夕食ができるのを待つ間、FMラジオをつけっぱなしにしていた。

その日も、いつものように、二階の自室に敷きっぱなしにしていた布団の上にねそべって漫画を読んでいた。階下からフライパンを振る音、換気扇が空気を震わせている音が聞こえていた。母が夕食の準備におわれているのだ。午後六時すぎだったと思う。

「アザ」という言葉が、ラジオから突然聞こえてきた。反射的にラジオのスピーカーに眼をやった。私の全身は鼓膜になっていた。

通りすがりの人の好奇の視線をおそれて、部屋に閉じこもりがちになること、高校生になってから勇気を出して医師の診断を受けたこと、診察室を後にしてトイレで泣きだしてしまったこと……。

顔にアザのある女子高生がラジオ番組に自分の体験を投書し、それをディスクジョッキーが読んでいた、と気づいたときには番組が終わろうとしていた。

ラジオに耳を傾けていると、階下から母が、「ご飯だよ」「早く降りてきなさい」と声を張り上げていた。「ああ、すぐいく」と答えてはラジオに気持ちを集中した。

ポロポロと涙があふれた。

その涙を枕でぬぐった。

顔にアザのある人の体験をメディアを通してはじめて聞いた瞬間だった。

夕食を口に運びながら、放送内容を脳裏で反芻していた。

「はやく降りてこないから、おかずが冷めちゃったよ」と母は私をたしなめた。

ラジオ放送の反響

大学生になってラジオの女子高生と再会した。あの番組が本にまとめられていたのだ。

私は人目を気にしないでいられる自分の家、部屋ではとても気が楽で落ち着いて。だって、外を歩く時、小さな子が私を見て「おばけだー」とか、お母さんに「ほら、あの人」とか言って指をさされる時、私にはこれほどいやなことはありませんでした。だから、今だって人の様子にとっても気を使ってしまいます。私は、自分のために生きているんだぞー、と強がっているだけで、いつも涙が出てきます。いつか治るんだからと思っていたんだけど、高校入学の頃から、ひょっとしたら治らないんじゃないかと思うようになりました。でも怖くて、父には聞けません。きっと父だって、私のことを考えていてくれるに違いないから。
そしてきわめつけは去年の夏休み、私は結局治らないと思いながらも、かすかに治るんじゃないかと期待して病院へ行ったんです。（中略）先生は「これは治らないね……」と言ったんです。化粧でごまかすしかないと……。私は、やっぱり、と思いながら、と同時に涙がポロポロこぼれてくるんです。どうして、どうしてと思いながら。私はトイレに駆け込んで、水をジャージャー流して泣きました。なぜか悔しくて悔しくて仕方がありませんでした。自分の顔は一生美しくならないんだと思うと、悔しくて悔しくてたまりませんでした。（名古屋市・ペンネーム風子）
（「神様のいたずら〝アザ〟について／めげずに合格するよ」『あなたの季節風・PART2』（青木小夜子著・婦人生活社）より）

あの女子高生の投書への反響がその本に書いてあった。顔にアザがあったり、体に火傷の跡のある人からの反響があった。あの放送を、私と同じような顔の人間が聞いていた。お互いに顔をあわせることなく同じ時間に、ラジオのスピーカーに釘付けになっていたのだ。
八日の放送、聴きましたよ。（中略）実はですね、ぼくも、八日の女の人と同じ。顔半分と足の後半分そうなんです。アザがあるんです。

ぼくは、目までかかっているから見えないこともないけど、ふつうでいえば白いところがこん色になっているんです。目を人に見せる時や、自分の顔を描く時は、とてもいやですね。どうしてもうそを描きたくなります。生まれて間もなく、大きい病院で目の検査をしましたけど、なんでもないということでした。道や、スーパーの中を歩いている時、やっぱりぼくを見る人や、たまには指まで指す人がいるんです。こんな気持ち、なってみなければ分からないと思います。ぼくとしては、顔に絵の具をつけて歩いているくらいと、思っています。

（愛知県西加茂郡K・I）

私も顔にアザがあるのです。

生まれた時は、普通の人と変わりなかったのです。家族の中でも、私だけなのです。高校時代はあまり気にせず、病院にさえ行けば、『現在の医学をもってかかれば、完治しないものはない』と信じていました。今日からは、今までのように化粧に時間をかけなくてすむ、夏なんか化粧なしで街を歩ける。真っ黒に日焼けすることもできる。夢見て行った形成外科でしたが、私の耳に飛び込んできた言葉は、予想もしていなかった絶対信じられない言葉。何も考えることができず、病院から帰る電車の中でも、歯をくいしばって泣くのはやめようと思っているのに、後から後から流れ出る涙。「いつもの私はどうしたの？」「どんな悲しい時だって、涙一つこぼしたことないのに」「ばかだナー、しっかりしなくっちゃ」心では一生懸命自分を励ますのですが……。家へ帰っても、口ひとつきかず泣いてばかりいる私を見て、母は私に「代われるものならね……」と言ってくれました。「心配させたくない」と思う反面、「なぜ、私なんか産んだの」と母を責めたくもなります。

今、二二歳となり、友達もひとり、ふたりと結婚してゆきます。そんな時、アザがあるための妥協結婚したくないと思うのです。私だけが苦しいんじゃないんだから、一生独身でもいいじゃないの、強く生きていこうと思っていても、時々悲しくなってしまうのです。

でも、今日まで私は生きてきました。いろいろな人の力を借りて、長い人生、どこで挫折するか分かりません。でも、明日からも生きていくつもりです。

（岐阜県海津郡　ＲＥＩＫＯ）


あの番組のあと、同じ境遇にあって、孤立していた人たちがラジオを通してメッセージを送りあっていた……。

他者からの侮辱・好奇の視線。恋愛と結婚の悩み。アザのある顔で生きるつらさ。なぜ、私の顔にアザがあるのか、という果てしのない自問自答……。

顔にアザのある女性の手記から

顔にアザのある女性は、男性以上に自尊心を傷つけられているのではないだろうか。

女の価値は顔で決まる。

この考えが、どんな人間にもまとわりついているのかもしれない。もちろん、私の心のなかにもデンと居座っている。

やっぱり美人をみるとハッとする。

だから、顔にアザのある女性の深層に迫るのは、私にとってずっと頭の痛い問題だった。

そんなとき、貴重な文献をみつけた。

『女を装う』（駒尺喜美編・勁草書房）の一編、「女の価値は顔」は、顔に生まれつきの赤アザ（血管腫）をもった女性の手記である。顔とは何か、化粧とは何か、女が主体的に生きるとはどういうことか、を自問自答した心の履歴書だ。

著者である町野美和の文章は刃物のように堅くて鋭い。自らの心の弱さを描きながらも、スキのない油断のない筆さばきで、顔で人の価値を決めようとする社会に異議をとなえている。

私が一七歳のときに、はじめて出会った、顔に黒アザのある化粧品メーカーの社員、山川さんの顔を思い浮かべながら読んだ。


町野は小学校、中学校とアザをからかわれてきた。中学三年になって医師の勧めで化粧品「カバーマーク」を使いはじめた。カバーマークの効力によって「奇異なものを見る目つきから解放された」彼女は、はじめて自由を味わえるようになった。しかし、「アザそのものは、化粧によって私の顔からなくならない」という真実に気がつくのにあまり時間はかからなかった。

私は、私の顔を人並みに見せるために化粧をしたのだが、化粧することによっておこる新たな悩みにとらわれた。

これではいけないと思いながらも、クラスメートの前では化粧がわからないようにこそこそしてしまう、化粧がはげないようにいつも鏡をのぞいてしまう……。

つまり、アザを化粧で隠せば隠すほど、「アザを隠している」という意識にふり回されるようになってしまったのだ。町野はその心境を次のように書いている。


化粧という仮面を被ることによって、直接的には他者との関係を結ぶことができなくなってしまった。


ここまで読んで、私はいったん本を閉じて休んだ。

私もカバーマークという化粧をして、外出したとき、変装しているような後ろめたさを味わったものだ。

化粧をした顔は自分の顔ではない。

この顔で見ず知らずの人と出会い、友人になったとして、それが本当の友情といえるのだろうか。

本当の自分の顔を隠したまま人とつきあうということは、してはならないことではないのか？

化粧なしで自由に生きるほうがいい、と私は思った。

町野がカバーマークから「自立」するキッカケをつくったのは、一本の映画だった。

彼女は身体障害者の解放運動を描いたドキュメンタリー映画『さようならCP』を観た。この映画は、のちに『ゆきゆきて、神軍』というドキュメンタリー映画を発表して注目を浴びる、原一男監督の初期の作品だ。映画は、自らの障害のある肉体をさらして、差別を告発する生々しいエネルギーに満ちあふれていた。彼女はショックを受けた。

「私は自分が恥ずかしいと感じた。他人の眼におびえ『醜いアザのある顔』と私自身で私のアザを卑下し、震えている。そのことがどんなに愚かなことであるかを私は気がついた」

彼女は、顔のアザを他人にさらそうと決意した。だが、化粧をやめてしばらくの間は、外出ができなかった。一〇年間の化粧をした生活のために「他人の視線におびえない強い心を鍛えていなかった」からだった。意気消沈した。温かい友人の中で、素顔をさらすことからはじめた。それでも、アザのない女性と共感することが難しいと気づいた彼女は、思い切った行動にでる。カバーマークを販売する会社に就職したのだ。アザのある人にカバーマークの塗り方を指導するカバーマーク・アーチストになった。

私が一七歳の時に出会った山川さんと同じ仕事である。

私は男だ。だから、化粧を避けることは自然なことだった。化粧とは、見ず知らずの人間であふれたディスコのような場所に出かけるときに限って、塗っただけだった。これまでの一生で化粧をして外出した日を数えたとしたら、三〇日にも満たないだろう。

町野はこう書いた。

アザのない人と共感することが難しい。

その通りだと思う。

だから、アザのある人が働いているオリリー社に就職したという町野。私も、高校生のとき、オリリー社に就職したいと願った。理由は、町野と同じだった。

アザのある人が働いている会社なら、わかり合える人がいるだろう。

私はオリリーに入社するために化学を学ぶべく大学へ進学した。その気持ちは痛いほどわかる。

町野は仕事をしていく中で「私が思うほど、他人は私の顔に注目しない」ことに気づき、自分自身を客観的に分析することができるようになった。

私だけがアザに苦しんでいるのではないという実感がもて、同じ苦しみを共有しているとところで、私は疎外感から救われた。

事情があって四年間勤務した会社を退職して化粧もやめた。素顔で外出したり、働くことができるようになっていた。

町野にとって、化粧をやめて素顔で生きることができるまで紆余曲折《うよきょくせつ》があった。それだけ、女性の町野には、化粧は顔のアザを隠して生きるためにとても重要だったのだ。アザのある顔をさらして働くのには勇気がいる。その勇気を獲得するまで、長い年月を費やしている。

アザのある顔が私の顔で、化粧した顔は私の顔ではないと、自己回復できたのだ。

9章　視線に怯えるか、微笑んで受け止めるか

視線について考える

小中学生のような「低年齢層」の子どもたちが、私のアザを見ては侮辱する。二〇代の半ばを過ぎて、子どもたちから罵倒されるのにはだいぶ慣れてきた。彼らは子どもだ。大目に見るのが大人の態度というものだ。それに、侮辱とは一瞬のできごとである。アザを見て「気持ちが悪い」と一度口に出す者はいても、何分にもわたって言いつづける者はいない。

そういうわけで私は子どもとの接触はできるだけ避ける。やむなく接触するときは、子どもを目の前にしても、他のことを考えるようにしている。気持ちを子どもから切り離すのだ。これを繰り返すと、目前の子どもは「不規則な動きをするヒト」に見えるようになる。それくらい、私は子どもがこわいし嫌いだ。しかし、社会生活で子どもから逃げることはできない。

ちょっとした事件があった。週休二日制導入の取材のために、名古屋市内の小学校を訪問した。先輩記者が校門前でインタビューする役割で、私がその様子を撮るカメラマン役になった。ふたりで子どもたちを待った。登校時間になった。子どもたちが校門に向かって波のように押し寄せてきた。すると、私はあっというまに十数人の子どもたちに囲まれた。そして「気持ち

悪い－！」「変な顔！」「化け物！」「ギャー」という冷やかしの声を浴びせられた。眼を丸くし、言葉を失って立ち尽くしている子どももいた。

想像以上の反応に戸惑ってしまった。私は子どもの前に立つとき、いつもある程度の侮辱を受ける心の準備をしている。ただ、今回はその人数が予想を越えていたので、驚き、ちょっとばかり落ち込んだ。

大人をとり囲んで侮辱するなんてことは、私が小学校の時、二十数年前には考えられなかった。大人を馬鹿にするのは、たいていは「一部」の悪童の仕業と相場は決まっていた。

顔の「障害」を見て罵倒しないではいられない貧しい感性の子どもが増えているのだろうか。先輩の記者が、私を取り囲む子どもたちからの侮辱の合唱を目撃して動揺していた。

この小さな事件からしばらくして、大学生からも同じような侮辱を受けた。

小学生のするような侮辱的な態度が、大学生の中にも見られた。ある日、名古屋大学構内の図書館に向かって歩いていた。通りすがりの学生から発せられる嫌悪の感情に満ちた視線を痛いほど感じた。大学周辺の道路を歩いていると、すれ違いざまに「気持ち悪い」「すごい顔だなあ」というため息まじりの声を聞かされた。地下鉄出口からキャンパスまで徒歩で一五分ほどだが、その間に四～五回も聞かされるとさすがに疲れる。

教育問題をあつかったルポを読むと、いま、日本の学校ではいじめによる自殺が続発して、教育現場は抜き差しならない状況になっているらしい。陰湿ないじめの続発と、異形の顔を罵倒する子どもが増えたこととは関係があるのかもしれない。

そして、大学生の反応を見ることで、顔に「障害」のある人を見たときに反射的に侮辱する者の「高年齢化」を感じた。

こういうことは日本だけの現象なのか、それとも世界的に当たり前のことなのだろうか。

冷たい視線を浴びない世界はあるのか?

国によって、顔の「障害」に対する反応が変わるのか変わらないのか? そのような学術的な研究はほとんどされていない。

だからこれから述べることは、私の収集した少ない情報と、私自身の体験というきわめて限られた事実に基づいている。

日本で顔にある「障害」から逃れるために、国外に脱出した人たちがいた。その記録からたどってみたい。

一九四五年八月六日。広島に原爆が投下された。一瞬に十数万人の市民が死傷した。

被爆者の中には、顔や身体に原爆の傷痕を負った人がたくさんいた。顔や手足に残る醜いケロイドをさらして生きることは、若い女性にとってはつらい体験だった。その多くは社会との関わりを断って家に閉じこもった。その女性に救いの手をさしのべたのが、アメリカ人ジャーナリストと、地元のキリスト教会の牧師だった。彼らは東京において広島の原爆で傷ついた女性たち「原爆乙女」に、アメリカで形成外科手術を受けさせるための義援金を呼びかけた。当時の日本の形成外科のレベルでは、彼女たちの傷ついた顔、手、足のケロイドによる後遺症を治すことはできなかった。

一九五五年、二五人の原爆乙女がアメリカ、ニューヨークにわたった。アメリカに渡った原爆乙女のひとり、田坂博子はアメリカでの生活をこう書いている。

私はアメリカにきてからいつしか、人の視線というものを気にしなくなりだしていました。アメリカでは日本でしばしば感じさせられた白い視線、腫れ物にでもさわるような目、好奇の眼差しというものが注がれてこないのです。

もし、そのような目が注がれてくればすぐにわかります。人の視線というのはすごくよくわかるものなのです。

それとなくジロッ、ジロジロと向けられてくる目。さりげなくそちらを見返すと、さっとその視線を外します。しかし、私が顔を戻すとまた盗み見るように向けてきます。

それはけっして私の被害妄想ではありません。そのひとつの証拠には、私がマスクをするとそのような視線はなくなるのです。

(田坂博子著『ヒロコ　生きて愛』学研)

アメリカでは、傷を見てどうしたんだろう、と思う人は、「エクスキューズ・ミー(失礼ですが)」と直接尋ねてきたという。原爆で傷を負った、といえば「それは気の毒なことをした。すいません」と礼儀正しい答えがかえってきたという。

田坂の故郷広島ではどうだったのか。

日本の子供は私をみると〈うわわわわ……〉といわんばかりに身を避けるしぐささえ見せます。

この記述は、数年前に私が小学校の校門前で見た風景と一致する。顔に「障害」のある人に対する、このような態度は戦後五〇年たった今も変わっていないのかもしれない。

アメリカの子どもたちの反応はどうだったのだろうか。母親といたひとりの女の子は、田坂を正面から見て、

「ワッツ・ハプン・ユアー・フェイス？（あなたの顔はどうしたんですか）」

と聞いてきた。その子はまだ小さかったので原爆のことがわからないだろうと思った田坂は、こう答えた。

「私はマミーのいうことをきかないで火傷をしてしまった。だから、あなたもマミーのいうことをよくきいてケガをしないようにしてちょうだいね」

すると、その女の子は「ＯＫ！」とはきはきした声で答えたという。

「私にはさわやかに感じられるほどでした」

田坂にはアメリカが「理想の国」に見えたのかもしれない。

正確に言えば、田坂は当時、経済成長が著しい国際都市ニューヨークに滞在した。ニューヨークはさまざまな人種が渦巻き、他人のプライバシーに介入しない個人主義が徹底した街だ。アメリカのなかでも特別な街である。そのニューヨークと日本社会とは、その歴史があまりにも違う。しかも、田坂はその当時は短期滞在をしたにすぎない。ニューヨークで働いた生活者ではなかった。そのようなことを割り引いて、顔の「障害」に対する日米の反応の違いを見ておく必要があるだろう。

だが、田坂の渡米した一九五五年は、人種差別をなくすために巻き起こった公民権運動が活発化する前の時代だったことは付記しておきたい。白人から差別されてきたアフリカから連れてこられた黒人の子孫たちが、アメリカ社会に人種差別の撤廃を訴えはじめる前のニューヨークに田坂は滞在していたのだ。

外国人の視線・日本人の視線

私のすくない海外旅行の経験（主にヴェトナム、オーストラリア、レバノン、グアムなど）から言えば、外国で子どもに侮辱されたり、好奇の視線にさらされて悩んだという経験はほとんどない。日本人は顔を特別気にする者が多いのか。それとも私が日本人だから、日本人の視線にとりわけ厳しくなってしまうのか。簡単に決めつけるわけにはいかないが、海外旅行に出ると、日本より視線をあまり感じなかったという実感がある。

〈ヴェトナムの子どもの笑顔〉

一九八七年の夏、私はヴェトナムを歩いていた。

ヴェトナム戦争終結から一二年たっていた。街のあちこちに戦争の傷跡があった。

南部ヴェトナム最大の都市、ホーチミン市（旧サイゴン）では、働いて家計を支える子どもたちを大勢見かけた。新聞売りの子どもは、ニコニコと満面に笑みをたたえて「新聞買ってよ！」と声をかけてきた。たったこれだけのことが、カルチャー・ショックだった。はじめての海外旅行だったせいかもしれない。だが、日本では初対面でこんなに美しい笑顔を見せる子どもはいなかった。もしかしたらいたのかもしれない。しかし、罵倒する子どもに気をとられて、子どもの笑顔を素直に見つめることはなかったとも思う。

ホーチミンの街頭には、戦争障害者や枯葉剤による先天障害者が、もの乞いして命をつないでいた。小柄でスリムな体形が多いヴェトナム人の中で、群衆にまじってときどき大柄なヴェトナム人を見かけた。彼らは米軍兵士との混血児だった。

ヴェトナムのように戦災障害者、さまざまな少数民族らが混在するところでは、私の顔にへばりついた赤アザなどとるにたらないのだろう。

戦争の激戦地だったメコンデルタ地帯の町、ミトーでは、熱帯のスコールにでくわした。その村の子どもはあたりまえのように、道端に生えたバナナの木から、大きな葉っぱをもぎとった。そして、傘にして私の頭上にかざした。その笑顔は美しかった。

ヴェトナムには大学四年の夏に渡った。大学での研究生活に疲れていたので、思い切って海外旅行を計画・実行したのだ。そのリフレッシュ効果は予想以上だった。生まれてはじめて周りの子どもからジロジロ見られない、という実感を味わえたのだ。ヴェトナムの子どもたちは、世界一じゃないか、と感激したほどだった。見ず知らずの外国人の私に対する無条件の笑顔を浴びて、私もニコニコできるようになった。そのときに、撮ってもらった写真の中の私は微笑んでいる。よく私を知っている友人がその写真を見たとき、

「いつもと全然違う顔をしているじゃないか!」

と私を責めた(?)。苦笑するばかりだった。

〈レバノンの男たちは空手のファンだった〉

中東の子どもたちの反応も心を和ませてくれた。

一九九三年、取材でレバノンに滞在した時、子どもたちは「ケガをした外国人」として私を見た。

赤アザを指差し、痛そうな顔をつくって〈イタクナイ?〉〈ダイジョウブ?〉と聞いてきた。アラビア語が伝わらないもどかしさなのか、身振り手振りで一生懸命心配してくれた。なるほど。赤アザはケガにみえるのか。ケガ人を心配する。それが子どもの自然な態度なのかもしれない、と感心した。

実際、ベイルートの街にはケガ人が多かった。

ベイルート市内で、右腕を肩からそっくりなくした男、右の拳をなくした男を見かけた。傷

痕を見世物にして小銭をせびる乞食の少年もいた。いずれも戦争の後遺症だ。一九七〇年代に起きた血で血を洗うレバノン戦争によって多くの戦争障害者が出たのだろう。

首都ベイルートの北方の港町トリポリでは、ストリートで自動車整備に汗を流していた屈強な男たちが、私の顔を見て駆け寄ってきた。

「その顔、いったいどうしたんだ！」

アラブ人らしいヒゲを鼻の下にたくわえた男たちに私はとりかこまれた。

「マルハバ（こんにちは）。日本人です」

「日本人だったのか。空手の練習で、ケガでもしたのか？」

私が滞在中、レバノンの映画館ではブルース・リーの映画が大ヒットしていた。町をタクシーで移動しているとき、検問所にいた軍人にも、パスポートチェックのおりに「日本人か？空手はできるのかい？」と同じ質問をされていた。アラブの男たちの一本調子の世間話に飽き飽きしていた。

「いやあ、そんなんじゃないよ」

「わかった、子どもの頃、誰かに殴られたんだろう」

「違うよ。イスラエルの空襲にやられちゃってね」

「本当かよ！」と、どよめく男たち。

「冗談だよ」

「おいおい、悪い冗談だぜ。ハハハ。それじゃあな」

男たちは何事もなかったように、仕事に戻っていった。

なるほど。この赤アザは、レバノンの男たちには殴りあいの傷痕に見えるのか。

顔の赤アザに対する第一印象は、国によってずいぶん違うのだな、と思った。

一カ月のレバノン滞在が終わり、ベイルート国際空港でモスクワ行きの飛行機に乗り込む時、ライフルを肩に吊して警備にあたっていた兵士が、私の顔を見てつぶやいた。

「HIROSHIMA」

むかっとした。

被爆者がこんなに若いはずがないだろう。

広島の原爆投下が一九四五年だということも知らないのか。

とっさに日本語で「何をいってやがる」という言葉を吐き出したのだが、今となってみれば、その兵士はなかなか味のある台詞をつぶやいたような気がする。彼が私から受けた第一印象は正しかったのかもしれない。その兵士は、「怪我人＝顔にひどい傷跡のある日本人＝広島の被爆者のようだ」とイメージしたのだろう。素朴な直感で、「ヒロシマ」とつぶやく知性と「気持ち悪い」といい放つ者との違いを考えると、この兵士、なかなか冴えていたと思うのだ。

10章　ニューヨークで見つけた顔の物語――赤い地図に導かれた旅

迷彩服の女

夏が終わり、街頭の広葉樹が紅く色づきはじめたある日の早朝、ニューヨークの地下鉄は通勤・通学客であふれていた。地下鉄の出入口に向かおうと足早に歩いていると、異様な顔をした人間にぎくりとして一瞬足をとめた。

迷彩色の軍服で身を包んだ黒人の女が、顔にカムフラージュ用の褐色のペイントをぬりたくっていた。その顔が視界に入ったので条件反射で見つめたのである。

混雑した歩道の真っ只中で、私が突然立ち止まったため、後ろを歩いていた誰かが「エクスキューズ・ミー（失礼します）」と言って、私を追い越していった。身なりからしてウォール街の株式市場で働く証券マンだろう。

顔にペイントをした異形の女に目を奪われたのは私だけだったらしい。

地下鉄の窓ガラスにうつる、人々の姿をぼんやりながめた。

ヘッドホンカセットで音楽を聞いて体をゆらしている黒人の少年が数人。はちきれんばかりの豊満な胸をしたラテン系の女性が、恋人らしい傍らの男に体をすりよせている。そして長いヒゲをととのえたユダヤ人の紳士がヘブライ語の新聞を読んでいる。そして右顔面に赤いアザのある日本人がひとり、分厚いニューヨークタイムズを脇に抱えていた。

ここはありとあらゆる人間が世界中から集まる都市ニューヨーク。日本とは顔の意味と価値が違うのだろうか。

私は車窓に映るニューヨーカーの顔を見つめていた。

「なぜ俺を見つめない?」

ニューヨークに来た理由

手足や五官に障害がないから私は障害者とはいえない。

しかし、私は何の障害もない健常者として生きてきたという実感がない。「私は普通ではない」という思いがぬぐいきれないまま生きてきた。

障害者でもない、健常者でもない存在とは何だろうか。

そのはっきりしない私という存在を二〇代後半から「異形」という言葉で表現するようになっていた。

「異形なる者たちの魂」というシリーズ連載を一九九二年から約三年にわたって小さな医療雑誌に書いた。

その連載がひと区切りついたとき私は次のように書いた。

異形とは障害者と健常者の境界・中間を意味する言葉です。アザをもつ『異形』のフリーライターが、同じ境遇にある人を取材した『異形なる者たちの魂』は世界のジャーナリズム史のなかでも異色の試みだと自負しています。

ずいぶんと気負った文章だが、これを書いた一九九五年当時の私の正直な気持ちだった。日本で「異形」の人たちについての執筆と調査をすすめるにしたがって、海外に出ていきたいと思うようになった。

なぜ、日本でなく海外なのか。

それは日本国内と海外では異形のとらえかたが違う、ということが次第に明らかになってきたからだった。

『人間にとって顔とは何か』では、顔に「障害」のある者が、社会のなかでどんな差別にあうのか、そのメカニズムが社会心理学の手法で詳細に分析されていた。そして、この分野の研究はほとんど未開拓だが、アメリカが英国よりも進んでいる、と記されていた。巻末の文献リストにはアメリカ東部の研究者と大学名がずらりと並んでいた。

顔にアザのある者の心理が正確に記された資料が、日本にほとんどないことは、それまでの図書館通いで十分すぎるほどわかっていた。

ライターという職業上、さまざまな資料にあたるために図書館によくいく。仕事に関係する資料収集に一区切りがつくと、目線は自然に書棚にずらりと並んだ本の背表紙に向かっていく。

顔にアザのある者の記録はどこだ。

とにかく日本を出よう

よく知られているように、アメリカは世界中から移民をうけいれて成立している移民国家である。なかでもニューヨークは人種の多様さ、異文化を受け入れる度量の広さと深さでは群を抜いている。日本とは対極にある都市である。

私は原爆乙女の田坂が滞在したニューヨーク行きを決めて準備を開始した。観光ビザでは三カ月しか滞在できない。少なくとも半年は住まなければニューヨークの特殊性を体感することはできないだろう。私は大学生として長期滞在することにした。ニューヨークの小さなカレッジの学生ビザを入手したのが一九九六年五月、七月中旬に私はニューヨーク郊外のJ・F・ケネディ空港に降り立った。

この時、アメリカはアトランタ・オリンピックでわきたっていた。アメリカ中のメディアはたった一瞬の競技のために世界中から集まった選手たちの鍛えぬかれた肉体と精神を連日報道していた。

ニューヨークに来てから三カ月間、街を散策し、大学とアパートを往復する生活を黙々と送った。私は英語が不自由なただのアジア人になった。一個の検知機のように、じっと他者からの視線をモニターした。そして、広島の原爆乙女の証言が、間違っていなかったことを確かめた。人々は私の目を見て話をする。日本と比べれば通りすがりで嘲笑する者、白い視線を浴びせる者はゼロに近い。原爆乙女の滞在した一九五五年と一九九六年のニューヨークは何も変っていなかった。何とすばらしい街だろう。

インターネットで異形の情報を取り出す

一〇月上旬、インターネットに加入したばかりの私は、自室に設置したコンピューターの画面が「BIRTHMARK」（アザ）の文字で埋まっていくのを目をしばたたかせて眺めていた。英語圏ではこんなに膨大な情報が電子化されていたのか。インターネットで資料を少しでも探し出せればいいだろう、と思っていた私は、その予想外の情報量の多さに息をのんだ。興奮をねじ伏せて、いくつかの情報を選び出し、画面上に展開した。

ある情報は「子どもが行方不明。事件に巻き込まれた可能性あり、からだの＊＊にあざがある。情報求む」、またある情報はアザを隠す日本の化粧品メーカーの広告ページだった。

そしてその情報が画面上に現れたとき「あったぞ！」と私は小さくうめいた。

Port Wine Stain Information
BIRTHMARK a.k.a. Port Wine Stain Resource Guide

それは血管腫（赤アザ）に関する情報ページだった。およそ一時間、一心不乱に、画面上にとりだした情報をフロッピーディスクに記憶させた。全米の治療施設一覧、患者団体連絡先、重要医学論文の検索方法、そして、アザのあるボランティアが、同じ境遇にあって悩んでいる人の相談にのるための電子メールのアドレスリスト。アザをもって生きることを余儀なくされた者に必要な基本的な情報のすべてがあった。

それらの資料を読み込む時間を惜しみながら、血管腫基金（Hemangioma and Vascular Fund）の代表に電子メールを送信した。返事は数日後にやはり電子メールで送られてきた。

私は基金の代表を務めているリンダ・シャノンです。私の使命は、もっとも正確な情報と治療の機会を私とコンタクトしてきたすべての人に伝えることです。私もフリーのライターをしています。いま私は血管腫瘍に関する本を書いています。現在の診断水準、治療方法、そして顔にアザをもった人とその家族が背負う心理学的な影響についての情報も盛り込む予定です。この分野の研究成果はほとんどありません。私たちのもっている情報を共有しましょう。一一月一九日、ニューヨーク州アルバニー市で血管腫に関する会議を開催することになっています。あなたがゲストとして傍聴できるようにアレンジいたしましょう。

数回の電子メールのやりとりで、彼女の娘の顔にアザがあること、それをきっかけに基金を設立し、約二年半で五〇〇を超える顔にアザのある本人とその家族とコンタクトしてきたことがわかった。

ひととおりの自己紹介をメールでかわしたあと、電話をかけた。彼女は、会議に関すること以外の話を一切しなかった。治療技術が向上していることなどを説明した後、こう付け加えた。

世界中で子どもたちがアザのある子どもを笑い物にしている。これを何としても止めなければならない。そうでしょう！　この問題はアメリカだけの問題ではありません、インターナショナルな問題なんです！

それは怒りの声であった。

顔にアザのある子どもをもった親を何人か知っているが、私はこんなに率直に怒る人とはじめて出会った。

ユーモアか怪談か

「見てください、この男の子を。まだ小さいのにユーモアのセンスがあるでしょう」

女性医師は一枚のカラーのスライド写真を映して聴衆に語りかけた。ニューヨーク州アルバニー市で開催された血管腫の治療法に関する会議では、症例報告のために患者のスライド上映がされていた。その男の子は、左の上瞼に血管腫がある。どういう状態なのかをわかりやすく説明すると、日本の有名な怪談でいうところの「お岩さん」のような容貌になっている。

女性医師の声に促されて、私は上半身裸の五〜六歳の少年のスライドを見なおした。すると少年の両手にはボクシングのグローブがはめられていた。

「クックックックッ、ハハハハハハハハ」

会場から笑いが巻き起こった。私も笑った。日本人の私は血管腫の少年を「お岩さん」とたとえた。しかしアメリカの医師はボクシング映画『ロッキー』のヒーローのように、殴られて瞼が腫れたボクサーにたとえたというわけだ。

どんなことでもジョークに変えてしまおうという、アメリカ人のやり方もなかなか粋じゃないか、と思わされた。

このアメリカン・ジョークが聴衆をわかせる前、血管腫基金のリンダ・シャノンは、会議の冒頭に基調講演を行った。

血管腫をわずらった子どもたちの治療前と治療後の様子をスライドで示し、その劇的な改善を明らかにした。リンダの娘の血管腫も、スライドで見る限り治療によってほとんど消えていた。

リンダは母親として、次の発言で講演を終えた。

「子どもが病気になると、家族全体も病気になるのです」

この会議のテーマは膨張性の血管腫である。成長にしたがって顔面の血管腫がふくれあがっていく。治療法としてレーザー光線と特殊な外科手術が有効であるという報告が数人の専門医によってなされた。

休憩時間に、ひとりの看護婦に声をかけられた。子どもの顔に血管腫があるという。「患者」として参加したのは私ひとりだったので目立ったのだろう。このシンポジウムで自分の子どもがどんな治療を受けることになるのか勉強しにきていたようだ。彼女は私に子どものカラー写真を見せてくれた。少年の額の真ん中に小さな赤い饅頭が置かれているように見えた。それが血管腫だった。

「インドの聖者みたいですね」

「ゆっくり、大きくなっているのよ。心配なの」

人のよさそうな看護婦はそういってため息をついた。

アメリカは患者に対して医療情報がとても開かれている国だ。医療情報が医師に独占されて、十分な説明を受ける機会の少ない日本と比べれば、不安は少ないのではないか。

ところが、目の前にいる彼女の様子は、私が知っている日本の母親の悩む姿と何ひとつ変わることがなかった。

「あなたは治療しないの？」と私に水を向けてきた。

これも日本の母親から受ける質問と同じだった。

彼女からみれば、治療らしい治療もせずに、血管腫のままで三〇年も生活している日本人の私が何を考えているのか、確かめておきたいのだろう。

なぜ、私は治療しないのだろう？

いくらでも理由は見つかる。少ない英語の語彙《ごい》のなかから言葉を選んで説明した。「日常生活に支障がないから」「治療にかける時間と費用が惜しい」……。しかし、説明しながら自分でもどれもこれも十分な答えではないように思える。彼女にとっても私の答えはあまり重要ではないのだろう。息子のアザが消えるためにベストを尽くしたい。彼女の気持ちはよくわかる。私が顔のアザに人一倍執着しているのは否定できない。だからアメリカくんだりまで来ているのだ。

治療をすれば執着は消えるのだろうか。いや消えないのかもしれない。答えのない迷路を思考がぐるぐると回っていく。

ビジネスマンが名刺を私に手渡した。

レーザー光線治療のための医療機器を販売している会社のセールスマンだった。

彼は熱心に話しかけてきた。

「私の見たところ、君の血管腫は治ると思う」

セールスマンは「無料の治療サービスをしているので、ぜひ、今度うちのクリニックに来てくれないか」と言い出した。

前向きに考えるのもよかろうと、その場で「ＯＫ」と答えてしまった。

リンダは「アザがなくなればあなたの人生は間違いなく変わると思うわよ」と自信に満ちた調子で話してきた。

私はその言葉に居心地の悪さを感じた。

後日、その医療機器販売会社から、治療の日の確認の電話がブルックリンのアパートにかかってきた。

「わるいけど、治療は受けない」

「なぜだ？　バースマーク（アザ）が消えるんですよ？」

「アザの治療に興味がなくなった。アザがあっても日常生活に困っていない」

「なぜ？」

その電話の向こうからは何度も「ホワイ（なぜ？）」が聞こえてきた。

人間にとって顔とは何だろう

人間にとって顔とは何だろう。

ニューヨークにきても飽きることなく自問自答していた。

さまざまな人間と容貌が共存する多文化都市ニューヨークは、そんな命題を考えるには絶好の場所なのかもしれない。黒人の顔。白人の顔。アジア系の顔。混血が進んで人種不明の顔。金持ちの顔。ホームレスの顔。学生の顔。麻薬の売人の顔。ニューヨークには日本とは比べものにならないほど、強烈な個性を顔から発散している連中が溢《あふ》れている。

それぞれに特徴があるように見える。しかし彼らの顔が街の雑踏にまぎれると、個性的に見えたはずのその顔の記憶は、私の脳裏から跡形なく消えていくこともわかった。

街に慣れてきたのだ。

慣れてしまえば、ニューヨークという大都会の一面が見えてくる。

確かに私は日本のようにジロジロ見られてはいない。だが、それは他者への無関心から来るものではないか。

旅行者から日常に一歩近づいたときにそれがわかった。

アパートを借りるためにある不動産業者と接触したときのことだ。私はジーンズの生地で仕立てられた安物のジャケットを着て、待ち合わせの交差点で待っていた。この待ち合わせをアレンジしてくれた日系人の不動産の情報仲介業者は、私の服装だけを不動産業者に伝えていた。不動産業者とおぼしき人物が交差点に近づいてきた。そして周囲をキョロキョロ見回していた。彼が私と一〇メートルほどの距離に近づいて、私を見つけた時、彼の顔面がショックと嫌悪感でゆがむのがはっきり見えた。

アメリカ人の表情というのは実に豊かだと感心した。

握手したときは、陽気なビジネスマンに「変身」していた彼の車に乗り、ブルックリンのアパートに案内してもらった。物件を見たところ、貧しい黒人が多く住んでいる地域だった。強烈な訛《なま》りのある英語が近所から聞こえてくる。拡声器を通して聞こえるその声は、説教師のものだった。街頭で説教をしているのだ。そのやかましさと比べたら、日本の選挙運動の街頭宣伝カーのがなり声のほうがはるかにマシだ。

彼の紹介する物件を借りないことをその場で決めた。

交渉の間、不動産業者としての彼が信頼にたるかどうかを見極めるために、彼の話にじっくりと耳を傾けて観察した。初対面のときの顔を歪めるほどの嫌悪感を微塵も感じさせない紳士として振る舞っていた。

顔に対する反応は、ニューヨークと日本とそれほど変わらないのではないか。

違いがあるとすれば、それを理性でコントロールできるか、できないか。だが、それは個人によって違う。国や街で、理性のコントロールがどれだけ変化するのか、それは簡単にはわからない。

ただ、この不動産業者の挙動によって、ニューヨークが顔にアザのある者に偏見をもたないパラダイスではない、とわかった。

サンクスギビングデイの検索

もう一度、異形の情報をインターネットで調べ直そう。今まではBIRTHMARK（アザ）にこだわり過ぎていた。検索データベースに入力すべきキーワードを考え直さなければならない。日本からもってきた『人間にとって顔とは何か』の原書をぺらぺらとめくっているうちに眠ってしまった。眼が覚めた時「DISFIGUREMENT」（損傷・障害）というキーワードを一度も試していなかったことに気づいた。コンピューターは正確に私の検索の指示に従ってくれた。検索結果はたったひとつ、「Disfigurement Guidance Center」を示していた。英国の患者団体だ。情報を読み込んでいくと、自身も顔にアザのあるドリーン・トラストが約三〇年前に私財をなげうって設立した、とある。やっと見つけた。ほっとして朝の光の差し込む窓に目をやった。その日は、キリスト教徒の祝日、サンクスギビングデイだった。

ドリーンの仕事は多岐にわたっていた。英国ではじめ、顔に「障害」のある子どもたちがどんな境遇にあるのかを全国調査した。化粧によって顔の「障害」を隠すとはどういうことかを書いた著作もある。顔に「障害」のある人への偏見をなくすため、子ども向けの物語の創作。それらの文献は約二〇年前から書かれており、絶版になっているものも少なくない。そして最近は、アラブ、北アフリカの、顔に「障害」のある子どもたちへの治療・カウンセリングにまで活動の範囲を広げていた。英国の権威ある医療専門雑誌にドリーンの仕事ぶりは次のように紹介されている。

ドリーン・トラスト本人がいっているように、この活動がアルコールやドラッグ依存症・喫煙のように、自分自身を痛めつける終わりのない調査と援助になっていることは皮肉である。

私も経験したことだが、顔に「障害」のある者が、同じ境遇にある人間と出会い、話し合うということは、極度の緊張を強いられる。会いたくないのだ。しかし会えば健常者の間で生きているときに感じる疎外感と孤独感が癒《いや》される。だから会いたい。だが、会えば会ったで、二度と会いたくないという感情がわきあがる。ドリーンの心情は英国人おとくいの皮肉ではない。この率直さに魅了されて、ドリーンの著作を古書店のデータベースから発注した。ついでに、関連情報として見つけた、顔に「障害」のある人のためのインターネットによる自助グループに登録した。インターネットを通じて、顔に「障害」のある人たちが自由に電子メールをやりとりしていた。私は簡単な自己紹介文を電子メールで発信した。

シェイクスピアと、ある父親の言葉

見知らぬ人からの電子メールをうけとったのは、それがはじめてだった。それまでは、日本の友人からの電子メールとインターネット書店から届く顔と人間心理を研究した専門書の受注確認がぽつりぽつりと届くくらいだった。

顔に「障害」のある人のための、インターネットの自助グループの参加者のひとりが私に直接連絡をとってきた。

カナダに本部を置く、AboutFace International のスタッフをしています。あなたも顔に『障害』があるそうですね。私たちのつくったインターネットホームページをご覧ください。何か質問があればいつでもご連絡をください。

AboutFace International——先天異常・希少難病・火傷・口唇口蓋裂など顔に関係した「障害」について、治療法・精神的サポートを行う世界的なネットワークである。支部はカナダ、アメリカ、イギリスに広がっている。

年末から年明けにかけて、次々と書籍と文書が米国内とカナダから届いた。

社会学者マクグレガー博士は、一九四四年、ミズーリ州で顔にひどい火傷を負ったパイロットを見てから、顔の障害と心理の問題にとりつかれ、四〇年に及ぶ調査研究生活を送った。その著作のひとつは、日本の作家、安部公房の『他人の顔』を引用していた。

このマクグレガー博士はアメリカにおける、異形の人たちの心理を研究しはじめたパイオニアである。もともとは文化人類学者としてミクロネシアの先住民、アメリカ・インディアンの民俗調査をして頭角をあらわしている。そのような研究者としての「エリートコース」をはずれるように、ニューヨーク大学で異形の人たちの心理研究に没頭していく。その調査はかずかずの論文と著作として発表されている。そのほとんどを私はニューヨークで入手することができた。そのレポートに一貫して流れているのは、異形の人たちへの共感と理解だった。

彼女は言う。

「このテーマの研究には、異形の人たちの人生をまるごと聞き取るような長い時間をかけた調査が必要です」

彼女は、ニューヨーク大学形成外科で治療を受けた患者がその後、どんな人生を送ったのかを調査するために、治療から二〇年という歳月を経て再会してインタビューをしている。これをまとめた『After Plastic Surgery』を読んで私は身体が震えた。

私はこのような本が地球上に存在していることを知ってうれしかった。それをニューヨークで読んでいる自分の幸福をかみしめた。

ペルーの左翼武装勢力が日本大使公邸を占拠して人質事件を起こしたとき、私はニューヨークで『ストーリーテラー』という小説を読んでいた。著者はペルーの作家、マリオ・ヴァルガス＝リョサ。フジモリ政権に反抗して一九九〇年に大統領選に出馬した反骨の亡命作家だ。

主人公は顔に赤アザのあるユダヤ人青年である。その彼が差別をするばかりの文明社会を捨てて、身体と顔にペイントをほどこすアマゾンの部族の「語り部」として受け入れられていく物語だ。物語はユダヤ人青年のかつての友人である作家が、パリの画廊に立ち寄るシーンからはじまる。その作家はたまたまアマゾンの現地人の写真展を眺めているうちに、一枚の写真に眼が吸い寄せられる。その写真には、全身にグロテスクなペイントをほどこす部族の儀式が写されていた。その儀式の中心的な役割をしていたその男こそが、顔に赤アザのあるユダヤ人青年、つまり作家の友人だった。

クリスマスイブにトラストの『Overcoming Disfigurement（顔の障害を乗り越える）』（絶版）が届いた。顔に赤アザのあるトラストは、英国のハンセン病差別の歴史から書き起こしていた。ハンセン病患者の症状のひとつ、紅斑紋は赤アザとよくにている。

顔に「障害」のある人との出会いは、極度の緊張を強いられる、と前述した。情報との出会いも例外ではない。なんども目頭を熱くし、ときには嘔吐をもよおし、激情にかられながら、英文を追いかけた。

トラストは「異形の顔とは何か」についてはっきりした答えを書いてはいない。ただ、一六世紀に生きた英国の文豪シェイクスピアの一文を印象的に引用していた。

In Nature there is no blemish but the mind. None can be called deformed save the unkind.（自然の世界には欠点はない。しかし人の心にはある。異形と呼ばれるような人はいない。しかし冷酷な人間

はいる／拙訳）

このシェイクスピアの言葉は、三年前レバノンで出会った、顔に赤アザのある少女の父親の言葉と重なる。彼は私にこう言った。

「アザは顔にあるのではない。心にあるんだよ。これが本当の問題なんだ」

英国の天才劇作家シェイクスピアに教えられるまでもない。私はもっと早くから同じ意味の言葉を、レバノンの平凡な労働者から聞いていたのだ。

敵とたたかう最高の方法は、その敵を教育することである

アバウトフェイス・インターナショナルのカナダ・トロント本部を訪れたのは二月中旬だった。アバウトフェイスは非営利団体だ。顔に「障害」のある人への一般の理解を求めるための教育プログラムを学校向けに提案したり、顔に「障害」をもつ人を集めて話し合いの場をつくるなどの活動をしている。

事務局長のアンナ・ピリジは活動資金を企業から集めるのが主な仕事だ。

「この問題はとても繊細です。エイズやがんのように生死と直結する問題ではないので資金集めは楽ではありません」

とアンナは資金集めの難しさを語った。アンナ自身は顔に「障害」はない。親族にも顔に「障害」のある人はいない。だが、ミッション（使命）を感じてこの仕事をしているという。

このアバウトフェイスを設立したのは、顔の右顔面に血管腫のあるエリザベス・ベドナーだ。彼女は事務局長を数年間務めた後、アンナに後を任せた。

広報担当のロウナ・レノイは先天性の「障害」が顔にある。二〇代前半に顔の変形を治す大手術をした。二八歳でアバウトフェイスの活動を知りスタッフになった。ニュースレターの発行、インターネットによる関連団体との連絡を担当している。彼女とはトロントで会う前に、何回も電子メールで連絡を取り合ってきたので、初対面とは思えなかった。

「この仕事をはじめてすぐ、精神的に疲れてしまったの。顔の『障害』についての仕事をして、家に帰っても自分の『障害』を考えてしまう。それで二年間、大学に戻って心理学の勉強をしていました。まだ復帰したばかりなのよ」

同じ境遇にある人について考え、仕事をすることでストレスがたまりやすくなるという。

「なぜ、人間は、顔に『障害』のある人を見つめるのか、中傷するのか」

私はロウナに意見を求めた。

いろいろな文献を読んでも、この疑問を解決する答えはまだなかった。

ロウナなら知っているかもしれないと思ったのだ。

「好奇心かもしれない。でも、それだけじゃない……。私もよくわからない」

彼女も答えをもっていなかった。

アバウトフェイスの協力者で、トロントにある「ホスピタル・フォー・シック・チルドレン

（子ども病院）」の精神科医アーレット・レフェブレは「微笑み」によってソーシャルスキル（社交技術）を向上させていくことの重要性を指摘した。

「たとえば、顔に『障害』のある人がバスに乗った時、周囲の人はどうしてもその人を見つめてしまいます。そのとき周囲に向かって微笑む。そうすれば人は安心して好奇の視線を注がなくなるのです」

アーレットは二二年間、口唇口蓋裂の子どものカウンセリングをしてきた、この分野ではカナダで指折りの精神科医だ。微笑みだけで差別や嘲笑は解決しないのではないか、あまりにも楽観的ではないか、と私は食い下がった。

「確かにそうかもしれません。しかし、見つめられたから、中傷されたからといって、顔に『障害』のある人が、笑った人を殴ったりしたらどうなりますか？　刑務所に服役するのが関の山でしょう」

微笑み。そんな簡単な社交技術で、顔に「障害」のある人の心は癒され、社会に広まっている顔に「障害」のある者に対する、「怪物」「気持ち悪い」「醜い」というステレオタイプや偏見は変わるのだろうか。

アバウトフェイスの設立者エリザベスは、学術誌に投稿した論文のなかで、顔面「障害」をもつ人の心情を、ある劇作家の言葉を引用して吐露していた。

The best way to fight with enemy is to educate them.（敵とたたかう最高の方法は、その敵を教育す

ることである)

この言葉をかみ締めて、私は英国に旅立った。

英国のふたりのパイオニア

顔と社会の関係を論じた『人間にとって顔とは何か』の著者である英国の心理学者ニコラ・ラムズィ、そして英国の顔面「障害」者団体、チェインジング・フェイス(Changing Faces)代表、ジェームズ・パートリッジに会うために渡英した。現在、ふたりは顔に「障害」のある人の社会支援のための共同研究を行っている。

英国西部の都市ブリストルにある大学の研究室でふたりと会った。ラムズィは一九八〇年代に有名な社会心理学研究を行っている。顔に赤い絵の具(赤アザ)をつけられた人間が、路上でトラブルを演じる。普通人がトラブルに遭遇したときとくらべて、周囲はどちらを早く助けるのか。結果は、赤アザのある人間のほうが、助けられるまでに時間がかかったというものだ。顔にアザのある人間が周囲に避けられる傾向にあるという、当事者からの訴えが真実だということを証明したのである。

——なぜこの分野の研究をはじめたのですか?

「なぜ? 興味をもったからです」

——私は同じ境遇にある人へのインタビューにかなりのストレスを感じるのですが、あなたはどうですか？

「私の場合は、『あなたのように普通の顔をした人が、なぜこんな問題に興味をもつのか？』とインタビューの前にかならず聞かれてきました。あなたにはそういう問題はないでしょう」

ラムズィはそういって少しだけ肩をすくめて苦笑した。たしかにそうだ。私は問題の当事者のひとり。関心をもつ理由があるのでクリアしている。彼女にとっての煩《わずら》わしさは、「なぜ興味をもつのか？」という決まりきった質問への対処のようだった。

——カナダで微笑みの重要性を教えられたのですが、まだよくわからないのです。そのような〝演技〟で社会の偏見はなくなるのですか？

「ええ、確かにあなたの言うとおり、演技かもしれません。しかし演技によって気持ちが変わることがあるのも事実です」

——あなたの研究は、顔に「障害」のある人へのステレオタイプと偏見をなくすために大変に意味があると思います。この研究は、一九六〇年代にアメリカの黒人たちが公民権運動のなかで主張した『ブラック・イズ・ビューティフル』を思い出させます。公民権運動は「白人は黒人より美しい」と思い込んでいた黒人たちの意識改革を促しました。しかし、あなたとジェームズの取り組みは、その運動以上に実現が難しいと思うのですが。

「確かに簡単ではないでしょう」

——あなたの研究の最終的なゴールは何ですか？

「顔に障害のある人が、少しでもよい未来を迎えられることです」

私が日本社会には特有の差別的な空気があるような気がする、とラムズィに話をしたところ、「顔についての問題は世界中で同じように発生している。日本のどこが特殊なのか?」と逆に質問された。私は研究者ではないので、体験としてそう思う、と言った。例として、小学校の校門で小学生に囲まれて罵倒されるという事実があった、と説明した。

研究室にいたエンマ・ロビンソンが私たちの会話に興味をもったようだった。

「それはイギリスの田舎でも同じようなことがありますよ」

彼女によると、イギリスの田舎では、白人しか住んでいない街が珍しくない。顔に「障害」のある人はロンドンのような都市以上に、目立ち、孤立し、いじめにあいやすいという。日本とイギリスの共通点が見つかった。イギリスも理想郷ではないのだ。

ジェームズは一八歳の時に、顔と全身に火傷を負ったサバイバー(生存者)である。五年間の入院生活で何度も形成外科手術を受けた。その後、結婚し、いまは大学で経済学を教えている。一九九〇年代に英国で出版された『チェインジング・フェイス』は、顔に「障害」のある者がどのように社会で生活していったらいいのか、を自身の体験をもとに著したものだ。この本の出版をきっかけにラムズィ博士と知り合い、患者団体『チェインジング・フェイス』の設立につながっていった。

——あなたのような顔面に「障害」のある人が、社会に顔をさらして生活できるまでに、どのようなターニング・ポイント（契機）があったのですか？

「一つのターニング・ポイントというのはありません。私の火傷は全身に及んでいます。水泳をした時、レストランに行った時、そういう数多くの機会が私を変えました。とくに恋は人生に大きな影響を与えたと思います」

——顔に障害のある人間への、ステレオタイプと偏見はどうすれば変えられるのでしょうか？

「私たちはこの五年間、教育用ビデオやパンフレットをつくり、やれるだけのことをやってきました。しかし、人間の心を変えるのは簡単ではありません。ステレオタイプとは人間の心のとても深いところから出てくるものだからです」

顔面麻痺、火傷、赤アザ、希少難病などによって顔に「障害」のある人たちが次々と登場し、カメラの前で堂々と自分たちの人生について語るという教育ビデオをジェームズは制作している。形成外科手術を受ける前の、ジェームズの写真も映されていた。火傷によって顔面の皮膚組織が焼けただれている。それが形成外科手術によって、かなり回復していく様子も見ることができた。

ジェームズは「これ以上の手術は希望していない」と言った。

形成外科手術には「傷もなくきれいに治る」という幻想がつきまとっているが、彼の手術前後の容貌の変化をみると、限界があることがはっきりとわかった。

映像の力は絶大である。

ジェームズをはじめとした顔に「障害」のある人たちの顔と表情が物語る人間ドラマは、「人間にとって顔とは何か」を雄弁に物語っていた。

出演した当事者たちは一様に、他者からの侮辱と視線に苦しんだ経験を語っていた。

マンハッタンのパイオニアを追悼

日本に帰国する直前の九七年三月一〇日。夕方だった。ニューヨークのマンハッタン島のど真ん中。四一番地・イースト五七丁目の交差点に私は立っていた。この交差点にはＩＢＭ、ニューヨーク銀行、チェイスマンハッタン銀行というアメリカを代表する大企業のオフィスビルが屹立《きつりつ》していた。その一角のファッションビルの前で、チャイナタウンで買い求めた線香に火をつけた。そして、一九五〇年代にこの世を去ったひとりの女性に想いを馳《は》せた。

リディア・オリリー。顔に赤アザをもって生まれた女性だった。アザを理由に就職差別にあったのをきっかけに、アザを隠すカバーマーク化粧品を開発して、一九二八年に会社を設立した。そのオリリーのオフィスが、ここ四一番地・イースト五七丁目にあったのだ。この住所はニューヨーク市立図書館で調査した。

オリリーは世界ではじめて企業家として、そして同じ境遇にある者として、顔に「障害」のある者に尽くしたパイオニアだった。

そして私の人生の歯車を変えた人物だった。

その偉大な業績を知る人は少なくなっている。没後四〇年という時間は短くない。

線香をあげている私に気がつくほど、ニューヨーカーは暇じゃない。とくに、この地区はビジネス街として超一等地である。ゆきかう人たちはみな、何か目的をもって走るように歩いている。

「オリリーさん、あなたにひかれてここまで来ましたよ」

私は火を消した。

日本へ戻る

顔のアザは地図と似ている。私の右顔面の赤アザは、あるときは北米大陸に変わり、あるときは英国に見えた。その地図に導かれるようにして日本を出て、米国ニューヨーク、カナダのトロント、米国ブリストルを旅した。だが、面積にして数十平方センチメートルにすぎないこの赤アザから、私の心は一歩でも飛び出せたのだろうか。この旅は、世界の果てに飛びだそうとしたものの、お釈迦様の手のひらで遊ぶしかなかった『西遊記』の孫悟空の愚かさとどこか似ていた。

顔に「障害」のある人が、よりよい未来を築くための努力は、アメリカ、カナダ、イギリスでこれからも続けられるだろう。そのような動きがあるということ自体がすばらしい。この欧米の取り組みと形はちがうが、同じような活動をしている人たちがアジアにもいる。
日本に戻ろう。
オリリーのオフィスがあった、ニューヨークの街角、ＩＢＭの本社前でそう思った。

11章　差別の源流をたどる四国遍路

ニューヨークから四国遍路

ちりんちりん。ちりんちりん。

観自在菩薩、行深般若波羅蜜多時……

山頂の寺から参道を徒歩で下りていく。

山の中腹に、巨岩がごつごつと身を寄せ合って湿気に満ちた岩陰がある。人の気配がする。

目をやると、岩陰の薄い闇に無縁仏がざっと十体ほど露に濡れている。

ろうそくの炎がめらめらと揺れている。

ちりんちりん。ちりんちりん。

金剛杖に結わえた鈴の音が静寂を破る。

観自在菩薩、行深般若波羅蜜多時……

ひざまずいて般若心経を唱える。

遍路の途上で行き倒れていった者たちよ。
村から追われた者たちよ。
国家から追われた者たちよ。
目を覚ませ。
静かに眠るな。

父の白髪

ニューヨークから日本に戻って半年後、私は四国にいた。大阪の出版社が私を医療・看護系の雑誌編集者として迎え入れてくれた。ニューヨークでかき集めた顔の資料をブルックリンのアパートから引き上げた。J・F・ケネディ空港からソウル経由で名古屋空港に降り立ったとき日本は暖かかった。空港ロビーで、迎えに来てくれた父を見つけた。白髪と皺が増えていた。父は六〇歳をすぎても、個人タクシーの仕事を続けている。長年の労働による疲労がたまっているのだろう。

父とじっくり話をする時は、子どもの頃から車の中だった。タクシー運転手は、車という金属の箱の中で見ず知らずの人間と顔を見ることなく出会う。父の問わずがたりに、人生の機微を学んできた。私が後部座席に乗り込むと、駐車場から車がすべるように出て行く。私は父の言葉を待った。

「政之、お前もニューヨークにまで行くようになったか。この前はレバノンだったな。もうどこに行っても大丈夫だよなあ。そして今度は大阪か。しっかりやれよ」

ニューヨークで頭の後ろに束ねられるほど髪を伸ばしていた。ほつれた髪をなでつけた。ルームミラーにうつる父の眼をみてうなずきあった。しばらくの沈黙の後、ぽつりとつぶやいた。

「仕事が見つかったから、日本に戻ってきただけだから……」

その二日後、私は大阪に移動した。髪をきって仕事をはじめた。

ニューヨークで顔と社会心理についての情報を収集してきた私は、これらの情報をただ感激して読んでいるだけでは余りに情けないと思った。たまたま日本語をあやつる日本人に生まれた以上、日本でしかできないオリジナルな仕事をしたい。いつか、英米カナダの研究者たち、患者グループの代表たちと再会することになるだろう。そのとき、欧米の知恵を賛美するだけでなく、彼らと対等な人間として出会いたい。

ニューヨークに来た時から私はどこか覚めていた。日本という島国からニューヨークのマンハッタン島にきただけだ、と。そして、ニューヨークに着いたときの高ぶった気持ちと、ある取材で味わった興奮とを比較していた。

東京の東村山市にハンセン病についての日本の歴史を紹介した資料館がある。取材でそこを訪れた時、私は一枚の古ぼけたモノクロ写真に釘付けになったことがある。

右顔面が黒い顔の男がうつむき加減に写っていた。

これはハンセン病の初期症状のひとつ、紅い斑が顔に浮き出たものを撮影したものだった。

赤い顔とは、ハンセン病の証《あかし》だったのか……。

いまは治療薬があり、完治する病になったハンセン病だが、その苦労は並大抵のものではなかったことを、その一枚の写真が私に語りかけているように思えた。

レバノンの時と似ている。俺はぜんぜん進歩していない、と思った。

一九九五年に、私は雑誌にハンセン病資料館で調べた事実をルポとして発表した。けれども、この「黒い顔」の写真、つまり赤い斑のある患者の肖像写真については書かずにいた。

ハンセン病を取材しなおさなければ……。

顔に赤いアザのある者たちがかつてどんな仕打ちをうけたのか。そんな知られざる事実を知るには、ハンセン病者の歴史を振り返らないといけない。それには、ハンセン病者が生きた現場にいかなければならないだろう。「四国遍路をすれば病が癒える」という言い伝えがある。とりわけハンセン病者たちにその言い伝えが信じられていたという。彼らの多くは遍路の途中で死んでいった。四国遍路はその現場としてふさわしい。

マンハッタンでそう着想した私は四国遍路取材を考えるようになっていた。大阪に移って間もなく、編集会議にかけたところ、その企画が通った。同じ時期、関西の毎日放送というテレビ局が、編集長を通じて私が「顔」に興味をもっていることを聞きつけ、ドキュメンタリー番組をつくりたいと申し入れがあった。ディレクター、カメラマン、サウンドマンの三人が「私の取材を、取材する」ことになった。騒がしい旅のはじまりである。

死国を巡る遍路

四国は昔、「死国」と呼ばれていたという。死霊がおもむく国という意味が託されていると思われる。

四国は八十八ヵ所の霊場があり、これを巡り歩く巡礼の旅、いわゆる「四国遍路」が中世から現代まで日本の内外から人々を呼び寄せている。

四国八十八ヵ所の霊場を開いたのは、日本における密教の開祖、弘法大師空海である。無名の修行僧・空海が四国の霊山霊場を歩いた足跡が、そのまま八十八ヵ所の霊場になった。

お遍路の目的は、第一には弘法大師の足跡を慕って巡拝すること、第二には、巡礼する者が人生の再起をはかるための蘇りの旅だ。病気や仕事、家庭などに悩む人が遍路をする。遍路ツアーは根強い人気で、数十人の中年女性たちがバスをチャーターして巡拝している。関西の地下鉄や電車には、年中のようにお遍路ツアーに誘う旅行代理店の広告が見られる。

お遍路には正装がある。白装束、数珠《じゅず》、札ばさみ、頭陀袋《ずだ》、遍路笠、そして金剛杖を片手にもつ。これは死に装束だ。つまり、棺桶に入れられる前の姿で、四国遍路は行われる。遍路笠には「同行二人」の文字が筆で書かれてある。ひとりで巡礼していても、弘法大師がついているという信仰に由来する。お遍路とは生きながらにして死者となり、八十八ヵ所の霊場を巡って修行すること。その巡礼を終えた時、さまざまな功徳があるとされ、人々の口から口へと、遍路による「奇跡」が伝わっている。

「遍路をはじめたとき、片足が不自由だったのに、遍路をしていくほどに回復していった」

「交通事故の後遺症が軽くなった」

この種の話が四国遍路には無数にある。そのため、病者が全国から集まってきた。

数ある病気のなかでも、ハンセン病はかつて癩病《らい》と呼ばれた。古今東西を問わず忌み嫌われ、「不治の病」「遺伝病」と恐れられてきた。

現代では完治する病気になり、その感染率は極めて低いことが知られている。差別の歴史に終止符をうつために、癩ではなくハンセン病と呼ばれている。

しかし、医療と無縁だった民衆にとってハンセン病になることは、その共同体で生きていけないことを意味した。村八分、排除の対象になった。

行き場のないハンセン病患者たちの一部は、四国遍路に旅立った。遍路によって病気を治そう、治らないなら行き倒れで死ぬ、という覚悟で。それは共同体から強制された旅だった。

病んだお遍路さんの記憶をたどる

こつこつこつ。ちりんちりんちりん。

金剛杖をつくたびに、鈴の音が響く。

私は、お遍路の死に装束に身をやつし、霊場を巡り歩いていた。

四国遍路を経験した高齢の僧侶に、巡礼の作法を教えられた。この人をここでは「無空」という名で呼んでおこう。

無空さんは四〇歳で得度した。その前年にすべての体の毛が抜けるという「奇病」にかかった。仕事を辞めて、四国遍路の旅に出た。無空さんは、お遍路とハンセン病のつながりについてこう言う。

「ことの起りは、そういう人を家におくわけにはいかない。姥捨山《うばすてやま》みたいな形で家から放り出されて、（ハンセン病の人たちは）お遍路に出たんです」

お遍路をしたハンセン病の人の記録はほとんど知らないという。

無空さんと一番札所から歩いた。

四番札所・大日寺は山間の静かな田園地帯の奥まったところにあった。

御参りの前に、手を洗おうと水場に近づくと、無空さんはこう言った。

「私が子どもの時は、霊場の御手ふきを触るなと言われましたな」

ハンセン病がそんなことで感染することはない。

遍路をしながら、かつてハンセン病と四国遍路にどんな歴史があったのか。これをたどるためには、道々で話を聞かなければならない。しかし、この聞き取りにはいくつかの困難があった。

第一の困難は、ハンセン病者のお遍路を目撃した人たちの高齢化だ。現在、全国にあるハンセン病療養所の入所者の平均年齢は七二歳になろうとしている。遍路体験者のかなりが死亡していると考えられ、遍路の目撃者も高齢化しているだろう。

第二に、ハンセン病へのタブーがまだ根強いこと。四国に限らずハンセン病への差別偏見は民衆の心に深い根をおろしている。一九九六年にハンセン病患者を強制隔離してきた「らい予防法」が廃止になったが、たった二年で、ゆうに一〇〇〇年を超える歴史のあるハンセン病差別が消えるとは考えられない。したがって、通りすがりの私が地元の人に本当のことを語ってもらえるのかどうか。

第三に、私の右顔面には大きな赤アザがある。単純性血管腫というものだが、これがハンセン病の初期症状のひとつ、紅斑と似ていなくもない。そういう顔の人間が、死に装束に身を固めて、遍路しながら、聞き取りをする。取材手法としては普通ではない。

最後に、顔にアザのある私が、遍路の道中で何を見て、何をするかをテレビカメラが追いかける。カメラの前でどれだけの事実を拾えるだろうか。遍路の後は、私の両親への取材、顔に疾患のある大学講師、藤井輝明さんへの取材などが予定されていた。大阪、四国、長野、名古屋の四都市を巡ることになる。

隔離政策という闇

ごーっというスクリューの回転音と、舳先が波を突っ切っていく音が心地よい。

香川県高松市から専用連絡船にのって約一五分で、ハンセン病療養所、大島青松園に着く。らい予防法成立の明治四〇年から二年後、明治四二年に開所された施設だ。

らい予防法は、一度医師がハンセン病と診断すると、知事の命令によって強制的に家を消毒し、接客業などの職業につく自由を奪う法律だった。患者たちは生涯、療養所から出ることができず、外出にも所長の許可が必要だった。親が危篤でも会うことを許されなかった者もいた。また、所長には懲戒検束規定がもたされていた。職員のいうことに従わない「不良患者」を独房にいれる権限だ。中でも草津にあった「特別病室」は患者を恐れさせた。氷点下になる冬でも、布団一枚で収容されたからだ。何人もの患者が凍死した。

らい予防法は、戦前に国家が導入した「無癩県運動」と結びつき、日中戦争がはじまると、大和民族の優秀性を訴える国粋主義と、病者は社会に有害であるから排除しようという優生思想とが結びついた。日本中のハンセン病患者たちが療養所に隔離され、その人数は療養所の収容能力をはるかに超えた。二四畳の部屋に一二人から一三人もの患者が押し込められた。職員が戦争に駆り出されていくため、深刻な人手不足に陥った療養所では、軽症患者が重症患者を介護した。患者の症状は、療養所にいても軽くならなかった。なぜなら、まともな医療が行われていなかったからだ。

第二次大戦後、特効薬プロミンがアメリカから輸入され完治する病気になった。ところが逆に政府は一九五三年にらい予防法を改正し、隔離政策を固定化した。さらに、優生保護法を成立させ、ハンセン病患者への優生手術を「合法化」した。だが実際には、ハンセン病医学の権威・光田健輔医師によって、法的根拠なき断種手術は戦前から行われていた。光田をはじめとしたハンセン病患者の隔離を推し進める医師たちは、男性患者から生殖能力を奪うことを条件に、患者同士の結婚を許していた。

かつての日本の癩病療養所は、医療施設というより、「強制収容所」と呼ぶにふさわしいものだった。

大島青松園自治会会長・曾我野一美さんは、列車で高知から高松を経て、青松園へ連れて来られた時の様子をこう語る。

「一車両をぼくら患者六人と付き添いの家族あわせて二〇人くらいが乗った」

当時は交通事情が悪かった。他の車両はすし詰め状態なのに、その車両だけはガラガラだった。駅につくたびに、客が乗り込もうとする。それを高知県の担当官が、

「ここへ入ってはだめ」

と制止していた。担当官は制止するのが大変になると、「伝染病輸送車」と書いた紙を車両に貼った。

ひととおり曾我野氏の取材をした後、毎日放送の和田充弘氏がテレビ番組の取材をはじめる。

和　田　石井さんは顔のアザをずっともってこられた。ある種世の中に恨みめいた言葉をよく口にするのです。そういう石井さんが、「自分がハンセン病を取材することは、我々が取材するのとは違う意味がある」と言っているのですが、そのへんはいかがでしょうか。

曽我野　ぼくは、石井さんが苦労されたとは思う。思うけれども異質だ。物事の次元が違う。おたくのそれは病気ではないんだから。そりゃ、「つらかった、苦しかった」、それは否定しませんけれども、ぼくらの内容の重さとは違う。

石　井　次元が違うことはぼくもわかっていますし、次元が違うからとても気になっているわけです。今でこそかなり医学知識が一般社会に広がってきていますから、理性的に話をすれば、アザがうつらない病気だとはっきりわかってもらえます。しかし、うつるんじゃない

かと言われることもあります。私自身も他に顔に何かハンディキャップのある人と話をしていて、「うつるのではないか、と言われたことがある」という事実があります。

曽我野　おたくが主人公になってこういう計画をもたれた。それと並行しながら私たちのほうのことも取り上げてくれることを私は否定はしません。いい機会を作ってくれたなと思います。思いますけれども、異質だし、それは次元が違うとはっきり言います。

和　田　これは取材から離れまして。次元が違うと今おっしゃいましたが、アザのある石井というひとりの青年に対して、会長から何かアドバイスをおっしゃっていただきたい。我々が「そんなことを気にしても仕方がないのではないか」と言うと、それは非常に失礼ですし、「そんなことお前らにわかるか」という話になってしまうんです。

曽我野　こういう体、こういう顔をした人間が、あまり注目の集まるところ、多くの人の集まりの中の舞台に上がって、公にすることをぼくはできれば避けたい。醜態をある意味ではさらしたくない。だけど自分自身でやらなければどうするんだ。世の中の差別の問題、偏見の問題を人に任せてもどうしようもないじゃないかと。やっぱり自分で勇気をもって出て行って、そして直接訴えかける。それがやっぱり力になるんじゃないかと思うから、醜態をさらしても出ていくわけです。我々を扱ったような過ちをほかのことで国が二度と犯さないようにするために、その言葉をそのままおたくにあげたい。そんなの、病気でもなんでもない人が気にすることないじゃないですか。公然とやりましょう。ぼくらもやるから。そういう意気込みでないと、ぼくはここまで保たなかった。兄妹からもひどい扱いを受けるくらいですから。

疲労困憊《こんぱい》した取材だった。このやりとりをすべてカメラが記録していた。なるほど、曾我野会長の言うように、顔のアザは「感染する病気」ではない。けれども、人間を十分に絶望させるパワーをもった症状なのである。

ハンセン病については患者の身に降りかかった事実について、基本的な記録が残っている。しかし、異形の顔をもった人間についての正確な記録は皆無といっていいのである。

その場で、曾我野氏にいうべきことではなかったが、この取材テープを聞き直しながら改めてその意を強くした。

それ以外については、曾我野氏の意見と同じである。

曾我野氏の勇気には心から敬服している。だからこそ、勇気をいただきに大島にうかがったのである。

元衛生兵の目撃談

四国霊場第五番・地蔵寺。

門前の森本屋という古びた宿。

ちりんちりん。

「昔、病気の人がお遍路をしているのを見た人はいませんか」

「近所に八八歳になるおじいさんがおってな。その人に聞いたらわかると思うよ」

こつこつこつ。ちりんちりんちりん。

若い頃の男前ぶりを思わせるご老人が家の奥から現われた。この年代の人に、ハンセン病という表現は通用しないだろう。

「お爺さん、癩病でお遍路した人を見たことはありますか?」

「あります」

老人はゆっくりと語り出した。

「食べるのにも困るような人がまわっておったな。気の毒な子を連れてまわっておった人もおりました。皮膚がただれて、治りにくい病気ですな。あれはね、レプラというんです」

「癩病のことですね。ハンセン病と今は言いますが」

うんうんとうなずいて、

「お医者さんに嫌われてな。どうもこうもない。行き倒れた人もおりましたな。そういう人は伝染したらいかん、とも言われてね」

「いまは治る病気になったんですけどねぇ」

話し込んでいると、娘さんが白装束の私を見て近寄ってきた。

「これからお四国まわるの?」

二〇〇〇円が差し出された。

四国遍路には「お接待」という風習がある。お遍路さんに、小銭や食べ物、お茶をもてなして、善根《ぜんこん》を施すというものだ。無料で宿を提供する善根宿の風習もある。かつて徒歩によるお遍路さんが当たり前だった頃、四国の地元の人々は、お接待と善根宿でもてなした。ハンセン病者も健康人もわけへだてなく。

「わしはね、軍で衛生兵だった。だからよく知っておる」

よろめく体で、そう元衛生兵のご老人は私に後ろから声をかけた。

老人の取材を終えて、先ほどの宿屋に戻ってお礼をいった。

挨拶が終わると、毎日放送の和田氏が、

「この人は、昔のハンセン病の人と同じような顔をしていると、自分で思っているんです。それでお遍路をしているんですが……」

と説明する。私はそれを受けて、

「こんな顔をしていたんでしょうか」

と話しかける。宿屋のおかみさんは困惑するばかりだった。ただ、私の顔を見ては、うんうん、とうなずいた。初対面で人の顔について本音を引き出すことはただでさえ難しい。しかもおかみさんは、私と毎日放送の三人、合計四人の男たちと相対しているのである。ほとんど嫌がらせのような取材である。

顔に赤アザのある者が旅をすることにこだわる私は異常なのだろうか。

異常ではないと思うためには、何か支えが必要だった。

ふたつの事実が私の四国遍路計画の支えになった。

ひとつは、この四国遍路取材に先立って、久しぶりに藤井輝明さんと再会したときの一言だった。彼は、数年前に私の取材を受けてから、長野県飯田市の短大の講師になった。一九九七年当時、彼は看護の学生をひきつれて「福祉入浴」というプロジェクトを各地で展開していた。風呂付きのワンルームマンションが建設されていくなか、銭湯を利用する人は激減し、経営は先細りしている。広々とした空間のある銭湯が廃業せざるをえない状況が日本中にある。

高齢によって体が不自由になったお年寄りにとって、介護者の手をかりずにお風呂にはいることはむずかしい。広い浴場が求められている。ところが、日本の一般的な家庭のお風呂は狭くできている。既存の家庭のお風呂場では、介護者が満足に入浴の介助ができない。そこで、藤井さんは、銭湯に目をつけた。銭湯を入浴サービスの場にする。藤井さんは看護学生をボランティアとして派遣する。

お年寄りの背中を流す入浴介助を体験させてもらった後、私は藤井さんとカメラの前で話した。取材も終わった頃、藤井さんはポツリとつぶやいた。

「あるおじいさんが、ぼくの顔をみて『あんたは癩か』と聞いたことがありましたね」

血管腫がハンセン病と間違えられるという事実は予想していたが、藤井さんもその体験をしていたのである。

私が四国遍路に行くと聞いて、藤井さんはその体験を教えてくれたのだ。

もうひとつ、旅と赤アザ、そしてハンセン病について忘れられない事実がある。

ニューヨークに行く前、『遙か南へ』（ロバート・マキャモン著・文藝春秋）という不思議な魅力のある小説を読んだ。ストーリーは単純だ。

顔の右半分に赤いアザのある美少女アーデン・ハリデイが、ヴェトナム帰還兵の男ダン・ランバートと車で旅をする。ダンは借金をめぐるトラブルで殺人を犯して逃避行をしている途中で、アーデンと一緒に旅をするはめになってしまう。アーデンは、あらゆる病気を治すという伝説の「ブライト・ガール」の存在を信じていた。顔のアザが理由で就職ができない、と悩むアーデン。彼女はダンと出会って「ブライト・ガール」を探す旅をはじめるのだ。行くあてのないダンは、彼女の旅につきあわされていく。

そのアーデンとダンがはじめて車の中でかわす会話が奇妙だった。ダンは知らず知らずのうちに、アーデンのアザを見つめていた。それを察知したアーデンは、こう言うのだ。

「これは痣で、なにか恐ろしい病気じゃないわよ」アーデンがちょっと語気を強めていった。「うつりはしないわ」（傍線筆者）

私はこの表現にひっかかった。恐ろしい病気？　翻訳者がそんなあいまいな表現で満足するはずがない。ぼかした表現をしたのには何か意味があるはずだ。私は丸善で原書を取り寄せて読んだ。翻訳で不明なところがあれば原書で確認する。当時、ニューヨーク行きを計画していた私にとって自然な作業だった。

原文にはこう書いてあった。

〝It's a birthmark, not leprosy,〟Arden said with some grit in her voice.〝You won't catch it.〟（傍線筆者）

leprosyは、日本語に直訳すると「癩病」、すなわちハンセン病である。ハンセン病差別を助長する表現だ、と出版社側か翻訳者が自主規制をしたのか。あるいは、アザとハンセン病を読者が混同しないように、という配慮なのか。

アーデン・ハリデイは旅の最後に、あらゆる病気を治す「ブライト・ガール伝説」の真相を知る。そしてあるがままの顔を受け入れて、人生とたたかう決意を固めていくのだ。もう、アザから逃げるアーデンはいない。再生の旅。それが『遙か南へ』のモチーフであった。

このふたつの事実を支えに、私は四国遍路をしていた。かたわらには人殺しのダン・ランバートの代わりに毎日放送取材班の男三人。むさくるしい旅だ。

顔の赤アザを完全に消すブライト・ガールのような超能力者などこの世に存在するわけがない、という事実をとっくの昔に受け入れた私にとって、アーデンのようなロマンチックな幻想はない。かつて、ハンセン病で顔と体が変形し、赤いアザをもった者がどんな仕打ちを旅の途上で受けたのかを追跡・追想するだけだ。

四国遍路から大島へ逆に近づく

四国遍路を徒歩でまわるには約二カ月かかる。二カ月もの時間はないので、まわる寺を限定した。徳島県の一番札所・霊山寺から十番・切幡寺を駆け足でまわった後、大島青松園に近づくように、高松周辺の霊場をたどることにした。

八十一番札所、白峯寺は峻険な山の頂上にあった。石段を一歩一歩踏みしめて歩いた。六七年前の昭和五年、この石段を登った大島青松園の井上真佐夫さん（八七歳）の話を思い出しつつ。

お四国に出たのは、御蔭をもらって病気が少しでもよくなりはせんかな。その考えの元になるのがやっぱり故郷におりにくいということがあったね。

もう御存じだと思うんだけれども、この病気は顔に現われるんですよ。眉毛が抜けかけるとかね。だから、どうしても銭湯なんかを利用するとしたら、そこから敬遠されるようなことがね。直接口で言わんにしても、そういう態度をとられたりする。これはこの町におったら家族たちにも迷惑をかけるなというようなことがピンときておったからね。それで四国へ出て信仰しながら少しでも御蔭をいただいて、よくなりはせんかなというような願望があって家を出たように思います。

井上さんを取材するにあたってトラブルがあった。

私が井上さんの部屋に「お邪魔します」とはいっていくと、後ろからカメラをかついだ古山カメラマンがついてきた。井上さんはカメラをみて、激怒した。

「話を聞かせてくれとは聞いていたが、カメラが来るとは聞いとらんぞ！」

井上さんは形相を変えて怒った。

これはイカン。

たしかに私の雑誌取材としてアポをとったが、テレビ取材としてのアポはとっていなかった。活字とテレビの「二重取材」をするための確認が足りなかった。また、カメラ取材の強引さに私が少し慣らされた部分もあったと思う。テレビカメラの取材の特徴は、その強引さにある。生半可な取材拒否ではカメラは止まらない。カメラに向かって抗議してもそれも撮影されてしまう。何度も拒否したうえでカメラが撮影できない場所に逃げるしかない。それでも、逃げる様子さえも撮影される。テレビ報道の現場はかくも生々しい。その生々しさに、はじめは驚いたのだが、数日も一緒にいると、そのような非常識に慣れていった。

井上さんにもハンセン病の後遺症がある。映像取材を拒否されるのは当然である。曾我野氏のいう通り、取材に顔をさらす人のほうが例外なのだ。

私はディレクターの和田氏と平謝りに謝った。カメラ取材は井上さんを映さないことでことなきを得た。

井上さんは右も左もわからないまま、高松に着いてから、西へ歩いた。慣れない山道を歩いて、足に血豆ができた。宿で長逗留して養生しようと考えたが、宿の主人から体よく断られた。その宿から一番近かったのが、八十一番札所の白峯寺だった。険しい裏道を歩いて白峯寺を目指した。

「そしたらまあ昨日の足の痛さが倍加されて、もう何回も何回も草の上に座り込んで、疲れをちょっと癒しちゃ、また歩き続けた」

私も石段の坂を汗を流して登った。石段の間から雑草が顔を出している。この石段に滴《したた》り落ちる汗を吸って育ったのか。それを重いカメラを担いだ古山カメラマンが追いかけてくる。頂上で、本堂と大師堂のそれぞれに参拝した。真言宗の作法に則って読経する。

おんさらば、たたぎやた、はんなまんなのうきゃろみちりんちりん。

観自在菩薩、行深般若波羅蜜多時……

線香の匂いがたちこめる。

体を休めていると、脳卒中で半身不随になった中年の男性が、妻とおぼしき女性に助けられてお遍路していた。

四国遍路の民間信仰は世紀末の日本にあっても、まだ残っているのだろう。

八栗寺から「逃走海道」へ

八十四番の屋島寺と、八十五番の八栗寺は大島青松園から最も近い札所だ。四国から飛び出たふたつの半島がV字型の湾を形成しており、その湾の沖合いに大島がぽつんと浮かんでいる。島の嘴《くちばし》が餌をついばんでいるようにも見える。

私は、島に近づくほど、過去と現在の境界があいまいになっていくかもしれぬ、と想像した。大島青松園は今の現実だ。病者のお遍路は過去の記憶である。そしてふたつの寺はそれぞれふたつの半島の山頂にあるので、海を望めば大島が見える。

八十四番・屋島寺はすっかり観光地化が進んでいた。大型バスが四国遍路ツアー参加者を吐き出し、土産物屋が商売にいそしむ。この周辺で昔の記憶をたどるのは難儀だろう。案の定、古びた旅館の門を叩いても、病者の記憶は跡形もなかった。

八十五番・八栗寺の境内は、お遍路ツアーの中年女性たちが般若心経を一斉に唱える声で満ちていた。

私は薄暗く曲がりくねった遍路路を足袋で踏みしめて降りていった。

巨岩の陰に、ロウソクの炎をみとめた。通りかかると、無縁仏の群れがあった。行き倒れていった者たちの墓標代わりに、地元の人が立てていった無縁仏である。

四国遍路で行き倒れた者は、その携えていた金剛杖を墓標として土饅頭の上に刺される。その金剛杖が何本もたまっては風化していったろう。杖が集まったところ、それがこの巨岩の陰だったのだろうか。

私はひざまずき般若心経を読み上げた。一〇体ほどの無縁仏の前にありったけの線香をたき、ロウソクの炎で照らした。

これで少しは寒さがしのげるだろう。

路を下ると、真正面に大島青松園が見えた。眼下には大島から一番近い港町、庵治《あじ》の喧騒があった。

餅を売る女主人に、一杯の茶と餅を「お接待」された。

「このあたりで病気のお遍路さんを見かけませんでしたか?」

「たくさんいた。顔を布で隠した人とか、オリンピックくらいまでたーくさん。親子連れで、顔隠してな。顔を見られとうなかったんだと思うよ」

一九六〇年代まで病者がお遍路をしていた、というのははじめて聞く事実だった。

「それは癩病ですかね、今はハンセン病と言いますが」

「そうでしょうね」

「なぜわかるんですか」

「顔を隠したり、手や足に包帯をしていたからね」

女主人は、ハンセン病の話よりも、この餅屋が、渥美清の『男はつらいよ』のロケに使われたことをしゃべりたがった。

長椅子から腰を上げて引き上げる間際、声をかけた。

「ところで、ここから大島青松園が見えますけど、地元の人はどういう気持ちでいますかね」

女主人はぶすっとした表情になった。

「そりゃあ、ねえ」

「やっぱり、ないほうがいい？」

「うつるうつる、言いよってな」

「いい印象はない？」

「だって、入ったら出られん。隔離じゃけえ。癩病やから」

でも、ハンセン病は滅多に感染しないし、らい予防法がなくなって隔離は終わった、と言いかけたが、女主人は堅く唇をとじてしまった。

隔離の島と、病者の遍路とつきあってきた女主人は不機嫌だった。

眼下の海に、船の往来が見えた。

患者名簿　三つの奇妙な記述

一九五三人。

明治四二年の開設から大島青松園で亡くなった患者数だ。青松園のケースワーカー・金重紘二さんは死亡患者名簿台帳をめくりながら、青松園の歴史を語った。

「ハンセン病の人たちは、自分の家にもいられなかった。自分の地元で死にたくもなかった。そして地元で強制収容されるのを嫌った。そこで四国のハンセン病者には、死に場所として八十八ヵ所巡りをした人がずいぶんといたようです」

名簿の一ページ目から患者の死因を見ていった。

「衰弱死」

何十人もの患者さんの死因がこう記されていた。当時の青松園勤務の医療従事者たちが、医療に値することをしていなかったことが窺《うかが》い知れる。

次に目につく死因は、

「縊死《いし》」

首吊り自殺だ。

青松園はその名の通りすばらしい枝振りの松が植えられている。その松の枝に縄をかけてたくさんの患者さんが息絶えた。

次に、金重さんは古文書のように色褪せた表紙の「患者名簿」を取り出した。入所年月日が毛筆の楷書体できっちり記録されている。その中から二文字が目に飛び込んできた。

「逃走」

逃走者たちよ

「当たり前のことですね。困った人を助けることは」

大島から最も近い港町・庵治で生まれ育った老女は、警戒心を解きながら、ゆっくり話し出した。

金重さんは、「絶対隔離」の島、大島青松園から数多くの患者が逃走したと言った。

ハンセン病を嫌悪する感情が庵治にはある、と私は屋島寺と八栗寺周辺の反応から確信するようになっていた。

金重さんによれば、入園者は島を通りかかる漁師に金を渡しては「逃走」していたという。だが、社会から忌み嫌われていたハンセン病者を、そう簡単に助けるのだろうか。入園者は島に収容されると、現金をすべてとられてしまう。大金を持ち出せる可能性は極めて低い。

その疑問の答えを、庵治で生まれ育ったこの老女は知っていた。

「戦争中は、漁師はフグをとって、船の上で炊《た》いて食べてたそうです。でも十分に煮えんもんだから、フグ中毒になる。当時はお医者さんが少なかった。青松園の腕の達者なお医者さんに何度も助けてもらってましたから。あそこは国立ですからね」

水をもらいに漁師が大島に立ち寄ることもあった。そこから患者との対話も自然に生まれた。

「ある程度もちつもたれつの関係ですよね」

庵治では男性は漁師か地場産業の石材業者、そして女性は青松園で看護婦をする者が多い。青松園に准看護婦養成学校があったからだ。それだけ、ハンセン病に詳しい土地柄でもある。それなら、ハンセン病を恐れることはないのではないか。

老女は首を振った。

「(町の誰が)発病したかどうか、はっきりわからないです。病気になっても隠すでしょう。音信不通になるでしょう」

ハンセン病になったら本人が「消えていくべきだ」という強い意志を感じた。それは彼女個人の意志ではなく、共同体の意志なのだろう。

もちつもたれつの関係。

排除しつつ、助ける関係。

庵治の人々はこの矛盾を呑み込んで、大島を沖合いに見て、島と患者と付き合ってきた。ここ数年は、青松園の入所者とカラオケ大会で交流するようになった。

無縁仏の路

ハンセン病療養所から「逃走」した者たちの行方は誰も知らない。ある者は、四国遍路という終わりなき巡礼の旅に出ていった。ある者は、社会復帰者として、その病歴を隠して生活を営んでいるという。

四国遍路の伝統を育ててきた地元の人たちは、「お接待」と「善根宿」の伝統を守ってきたが、その反面、ハンセン病者を村から追放する共同体の論理を肯定してきた。病者のお遍路に終わりはない。それは強制された旅だった。八十八ヵ所の霊場の路は、累々たる無縁仏の路だった。

顔に赤い印が浮かび上がった時、ハンセン病が明らかになる。そして差別がはじまる。その差別の終着が無縁仏と隔離施設だった。私は無縁仏の前にひざまずき、お経を唱えた。私は特定の宗教を信仰していない。無宗教だと言えるだろう。だが、死者に対しての礼をつくすためには、お経を唱えることがいちばんふさわしいように思えた。

「もし、俺が五〇年前に四国で生まれたら、どうなっていたろうか」

無縁仏の石仏を前にして、何度も何度も心の中で繰り返していた。

12章　両親は私をどう見ていたのか

母も視線を感じていた

親への取材は何度も計画はした。実家に帰るたびに、取材をしようとしたこともある。しかし、食事をして風呂にはいると、どうでもよくなってしまう。くだらないテレビ番組を見て、親子で腹を抱えて笑っていると「今日は取材中止」となる。そこで、この毎日放送の取材を利用して、親は私をどう見ていたのかを確かめることにした。

一九九七年九月二八日。私と取材班は名古屋で合流した。和田氏は取材班だけで取材したいと希望したが、「私が同席しないと両親は本当のことをしゃべりませんよ」といって私が取材に同席することになった。私が親の話を聞きたい興味もあったし、取材班が両親に無礼な取材をしないように監視する意味もあった。感動的なシーンを取るためなら、荒っぽいことをするのは当然、それがテレビなのだから。

逆子で生まれた私に母親がベッドで対面した時の記憶をたどるシーンから再現しよう。

母　看護婦さんだと思うんですけれども「ちょっと赤ちゃんのほっぺに赤いものが残っている

けれども、それは時間がたつととれる場合がありますから」と言ってくれたんです。だから、そういうものかなあと。私の母も「まあ、一週間か一〇日すれば自然に薄くなるかもしれない」と言ってました。退院するときに、先生から言われたのは「もしかしたらアザかもしれない」「男の子だから……女の子と違って男の子だから、お母さん、まあ我慢して下さい」と言われてね。私はショックでした。

治るものならやはり治してあげたいしなと思って、あっちの病院、こっちの病院へいったんです。

和田　はじめて政之さんの顔を見られた時は、お母さんとしてはどんなお気持ちでしたか。

母　やはり人に言えない気持ちでしたね。申し訳ないなという気持ちでした。

和田　誰に対して申し訳ないと。

母　子どもに対して。やはり成長するにしたがっていじめられるんじゃないかしら、何か言われるんじゃないかなというのが第一にあったからね。

それから、「なんで、どうしてかしら。私何も悪いことしてないのに、どうしてかしら」って思いました。

医療関係者から適切な医療情報が患者の母に伝えられなかった当時の様子がよくわかる。そして母は「何も悪いことをしていないのになぜ？」と思う。日本の伝統文化に根を下ろした

「因果応報」の考えが母の心の中にもあった。母の話は、周囲からの視線へとつながっていった。

母　あるとき家族で食事に行くと、よその子どもさんが指をさして言ったことがあるんですよ。「なんだあの子の顔、なんだ、なんだ」って言って。でもそのよその家族は、お母さんでもお父さんでも知らんふりしているんですね、注意しないで。だから私は子どもに「もう何を言われても知らんふりしてなさい」と。本人は覚えているかどうかわかりませんけどもね。

和田　政之さんと一緒に町を歩いていて、彼は他人が自分のことを見ていると、すごく意識されていますか。お母さんは政之さんと歩かれるとき意識されますか。

母　（周りが）見ているなということは私もわかります。わりと大人が振り返って見るんですよ。

和田氏と大阪の町を何度か歩いても、彼には私に注がれる視線を感じることはできなかった。視線を映像化しようともしたが失敗に終わった。無理もないと思う。

精神科医の春日武彦は『顔面考』（紀伊國屋書店）で視線についてこう書いている。

「我々は背中にまぎれもなく視線の圧力を感じたり、あるいは突き刺さるような視線を浴びせられた体験を持つ。ビルから下を行き交う人々を双眼鏡で眺めていると、なぜか視線を察知して振り仰ぐ人物がいる。ライフル銃の照準器を通して伸びていく視線には殺意が込められている。まなざしには憎しみや好色や羨望が託される。視線はエネルギーであり、意思であり、欲望であることを我々は知っている」

相手に気づかれずに尾行をするコツは、相手の頭や背中を見ずに靴を見るといいらしい。「ある」けれども「見えない」視線を撮影するのは難しい。

母は和田氏とのインタビューのなかで、大事なことを思い出した。

母　あるときに本人から「お母さん。ぼくはぜんぜん親をうらんでいないから、お母さん気にしないで」と言われたことが記憶に残っています。本人は二〇代になっていた時だと思います。

和田　それを言われるとつらい？

母　そう。何も言えませんでした。何かの用事で台所で、突然言われたときには、私は何も言えなかったと思います。

和田氏の後ろでこのコメントを聞きながら、そんな臭い台詞を言っただろうか、と苦笑していた。でも、ぼんやりと記憶に残る情景がある。たしか、数年前に名古屋の実家で食事をしているとき、顔にアザのある人を取材している、という事実を母にしゃべっていた。その話のついでに「親に対して、なぜこんな顔で産んだのだ、とガタガタ言うような人とは会ったことがない。俺も気にしていない」ということをポロッとしゃべった。ここまで書いて、思い出した。そういえば母が台所で立ちすくんでいたなあ。

インタビュー時間は約二〇分。母はほとんど取り乱すことなく冷静だった。

次は父である。

涙もろい父は泣かされてしまった

父は口下手である。

和田氏の後ろに席をつくってインタビューを固唾《かたず》をのんで見守った。

和田　さっきお母さんに話をうかがいましたとき、はじめて政之さんを出産後にご覧になって、申し訳ないとおっしゃられたのですが、お父さんはどうですか。

父　ああ、しかし、どうしてこういう子が生まれてきたのかと思ったね、最初は。別にわしもそう悪いことをしたわけではなし、人に迷惑をかけたわけではないのに、どうしてこういう子どもを授かったのかと思ってね。

和田　はじめて奥さんと言葉を交わされたときは。

父　何て言ったかな。もう昔のことで忘れたね。

和田　奥さんはかなりショックを受けておられたと思うのですが。

父　でも、まあ、親子さえ大丈夫だったらいいなと思っただけだね、その時は。

ドライアイス治療の体験に話が移った。父にとってしんどい記憶のようだ。

和田　病院へ行く時、お父さんがご自分のタクシーで送り迎えもときどきされていたようなんですけれども。

父　そうなんですよ。わしは外で待っていても、帰ってくると泣いてくるものだからね、かわいそうだった。

和田　車の中でじっと待ってて、政之さんの姿が見えてくると。

父　かわいそうだったですよ。でも、どうすることもできなかったからね。

父は泣き出した。号泣に近い。

私がドライアイス治療を受けていたのが、四～五歳の頃だ。父は、三八～三九歳だった。

母と私が病院に行って戻るまで、およそ二時間以上、タクシーで待ち続ける。途中で喫茶店でコーヒーを飲んだり、タバコをすったりして時間をつぶすことはあったろう。二時間以上待つのである。父は何を考えたろう。

自分に何ができるのか？

治療だ。

当時のドライアイス治療は劇的な効果をもたらさない。それは何回か通院すればすぐに理解できる。

自分に何ができるのか？

際限のない自問自答。

ようやく病院から出てきた母を見つける。

「遅い！　何をしていたんだ！」

「混んでいたから仕方がないじゃないの」

「うわあああああああん」

ドライアイスで冷凍火傷をうけた右頬がじくじくと痛む。

父の話を聞いて、まざまざと記憶が蘇る。

私と母を車で近くの商店街まで送ってくれた。父はそのまま客を拾いに車を走らせる。母は疲労困憊している。私はおもちゃをひとつだけ、買ってもらって家路につく。

すべてのインタビューが終わった後、兄も合流して家族四人で取材班に茶を振る舞った。そうか、兄も両親へのテレビ取材が心配でガードのために家にいたのだな、と気がついた。うれしかった。

エピローグ

顔と顔がめぐり合い、共鳴する

顔にアザのある私が、名前と顔をテレビで公表した。

テレビ放映は一九九七年一一月一六日の深夜だった。『異形の君へ——顔に痣のある青年の遍路』の視聴率は、同じ時間帯に放送されたワールドカップ・サッカー、日本-イラン戦に食われて、一・五パーセントにとどまった。それでも関西圏で数十万人が私の顔を見た計算になる。

放送終了から数日間にわたって、仕事場に一日数件のペースで電話と手紙がきた。

前略
初めてお手紙をさしあげる失礼をお許しくださいませ。
「異形の君へ」を涙を流しながらみました。そして今日、その録画をみていると、又、涙が流れました。なぜ、涙が出るのか、自分にもわかりません。私の心の中に誰にもふれられたくない「古傷」という名のボタンがあって、このビデオが、そのボタンを押してしまったからなのでしょうか。

まず自己紹介させていただきますと、私は下島栄子（仮名）という七〇歳の主婦です。左顔面に火傷のケロイドがあります。まだ一歳のよちよち歩きの頃、セルロイドのキューピー人形を抱いて石炭ストーブのそばにゆき、全身に火傷を負ったらしいです。今は父母もなくくわしいことはわかりませんが、石井様のお父様の涙をみて、私の父母もまたわが身を責めていたのかもしれない、と今頃になって思います。

若かった頃は、いつも死に憧れていました。

机の引出しに睡眠薬のビンを入れて時々出しては眺め、これさえ飲めば生きる苦しみから解放されると考えることが私の慰めでした。しかし、七〇歳の今、まだ生きているところをみると私の人生は苦しみばかりでなく、喜びもあったからなのでしょう。

私にとってはじめての壁は就職試験でした。高校を卒業する前に受けた就職試験にすべて落ち、不合格の理由がわからぬまま大きなショックを受けました。これから私が出発しようとしている社会では容姿端麗でない女子は受け入れられないのか、と認めざるを得ませんでした。就職も決まらぬまま卒業した私は、すっかり生きてゆく自信をなくしていました。そんな私が少しずつ自信を取り戻したのは、職場で認められ、ボーイフレンドもできたからなのでしょう。異性に愛されることで、男性が容姿よりも人間として接してくれたことで、コンプレックスから少しは救われることができました。二六歳のとき、同じ職場にいた現在の夫と結婚しました。そのとき、上司は私にこういったのです。

「下島君は勇気があるなあ」

その意味がわからなかった私は「こんな顔の女と結婚する事ができますか?」と問い返しました。彼は「うん」と答えたのです。顔に傷のある女房をもつことはそれほど勇気のいることなのですか? お前の女房は美人だな、と羨まれることが男にとって自慢なのですか。ばかばかしい。けれど、それが本音なのかと思いました。

私にとっての救いは「もうすぐ、この人生が終わること」、天に神がおられるのなら(クリスチャンではないけれど)長い航海を終えて、自由になって神のおそばへゆき、平穏な苦しみのない日がやってくることです。いまから長い長い人生を歩んでゆかねばならない人にこんなマイナス指向の話をしてすみません。

石井様はお強いですね。私は逃げてばかりです。現実を直視せず、鏡に映る自分の左半面から目をそらし、マスクやマフラーや化粧品で隠そうとばかりしています。弱虫です。七〇年間生きてきて初めて、まっすぐ前をみて逃げないで苦しみ(現実)と向き合おうとする人に出会えました。

お忙しいところ、長い手紙でお時間をさきましたことをお許しください。

かしこ

前略 ごめん下さい。私は「異形の君へ」を拝見した六〇歳すぎの女性です。突然のお手紙を失礼いたします。「あざ」ではありませんが私も顔に障害を持っています。大阪の大病院の医師の誤診か、または知識の不足かは解りませんが、手遅れのため開頭手術の末、顔面神経を多数切断し、顔の半分が動かないのです。

神経科医のお世話になった事もあります。もう二〇年以上もたちます。瞼がしまらないため角膜に傷がつき一日泣き過ごす日もありましたが、三年前やっとひとりの医師に出会い、足の筋肉を目のまわりに入れ左の口の隅からこめかみのあたりまで入れて引き上げる手術をし、眠るときだけは目を閉じられるため一日中痛さで泣き暮らすこともなくなり、お茶もどうにかこぼさずに飲めるようになっていますが、それは神経がつながったのではないので、いろいろ障害がないわけではありません。私の写真は全部処分し、ありませんので状態をみていただくことは出来ないのですが、タレントのビートたけしさんがバイク事故後、初めてテレビに出られたときより少々ひどいと思って下さい。

同窓会とかいろいろ手術の前に知っていた友人達にはいちいち説明しないと私だと解らず、説明してもわからない方がいたりで、以前の知人・友人とは付き合うべきでない、私が傷つくだけと思いました。手術のとき、小脳も半分取り、聴覚神経もないので体の平衡感覚が悪く、左の耳は全く聞こえません。

しかし人生八〇年時代。何かしなくてはと思い、いろいろやってみたのが手話なのです。しかし、「もっと顔の表情をしっかりつくるように鏡をみて練習しなさい。健常者なんだから」と障害者の方から言われた時は、あんたは障害者にもなれない、と言われた様な気がしてとてもいやでした。

手足の障害は机の前に座ったりすれば写真を撮っても話し合いをしてもわからないが、顔だけは何をしても解ってしまい、いやな悲しい思いをする事など、なかなかわかってもらえません。命にかかわらないので、研究も遅いような気がします。

私の今の望みは、夫か子どもが私より先に死んだ時、両方の目から涙を流して泣きたい事なのです。が、左の目から涙を流して泣く事は、無理なようです。とすれば、私がはじめに死なないといけないのですが、命ばかりは自由にコントロール出来ませんし……。当分、ケ・セラ・セラで生きるより仕方ないようです。

石井政之様
テレビで拝見して、いてもたってもいられず手紙を書くことにしました。

私も一歳半の時、乗用車にはねられ側頭骨を折り、左側の顔面神経が麻痺しました。

小学校にはいるまで毎日、病院通いをしましたが、もうこれ以上よくなることはないから……と来なくていいと言われて、顔に関してはそれっきりでした。しかし、二〇年たった今でもあきらめることができず、このまま何もしないで、これからの長い人生をどうして生きていけばいいのか不安です。どうにかしたい気持ちと、この顔を受け入れられないという気持ちが、年を重ねるごとに強くなっていきます。

自分が、これからどんなふうにいきていくのか、真剣に考えています。

とにかく何か行動を起こしたいし、こんな私だからこそ理解できることがあるはずです。でも今、心の中へためこむだけです。

顔に「障害」のある人たちの自助組織をつくりたい

私は、次のステップに進むかどうか、時機を見ていた。

次のステップとは、日本に顔に「障害」のある人たちによる自助組織をつくることである。欧米では「セルフヘルプグループ」と呼ばれている。同じ体験を共有したものにしかわからないことがある。それを当事者同士が自由に語り合える場をつくりたい。もし実現すれば、顔に「障害」のある高齢の当事者が、若者に人生の機微について教えることができるだろう。顔に「障害」のある子どもを産んだ両親の不安をやわらげられるのは、似た経験をもった先輩の母親であってほしい。就職や結婚について悩んでいるのならば一緒に考えよう。

手紙をくれた人の中から、私のプランに興味をもってくれそうな人に声をかけた。

九八年二月八日。私を含めて三人の顔に「障害」のある人が、大阪の繁華街の一角にある喫茶店で集まった。

「今日は、集まってくれてありがとう。これから定期的に、顔について考えていく集まりをしていきたいと思っています。欧米では、顔に『障害』のある人たちが、お互いを励ましあったり、最新の医療知識を交換しあう場がつくられています。日本にも数はすくないけれど、口唇口蓋裂、火傷の患者たちが同じような場をつくっています。この会もそういう動きのひとつかもしれません。

私がみなさんに言いたいことは簡単です。

自分たちのことは、自分たちが一番くわしく知っている状況をつくろう。私たちは三人とも別々の『障害』が顔にある。違いをいったらきりがない。でも、こういう顔で生きていく上で、共通の体験をたくさんしてきたと思う。異形の顔について、当事者以外誰も真剣に考えてこなかった。そのことは、もう嫌というほど知っているはずです。私たちにとって異形の顔で生きるとはどういうことなのか。考えていこう。そしてできることをやっていこう」

ユニークフェイス設立

一九九九年三月、顔面に疾患・外傷のある人でつくるセルフヘルプグループとして「ユニークフェイス」を設立した。

この名前は、大阪で出会った当事者とともに考えたものだ。顔面に疾患や外傷があるために、特有の容貌になってしまった人を、呼ぶための適切な言葉は日本にはないために、新しい造語をつくる必要があった。

「異形の会」にしようかとも考えたが、こんな名称では、化け物と言われ続けてきた当事者たちが納得できるはずがない。「顔を考える会」という名称も考えたが、これでは社会にたいしてアピールする力がない。

当事者の組織として、英国には「チェインジング・フェイス」、カナダには「アバウトフェイス」がある。その団体名に匹敵する品格のある名称にし、日本社会で受け入れやすく、覚えやすいものとして「ユニークフェイス」と命名した。

「ユニークフェイス」を設立してから多忙になった。それまでは、大阪の医療雑誌の編集記者として地味なノンフィクション記事を取材執筆そして編集をしていた。一九九八年秋、その出版社が不況によって経済的に行き詰まってリストラをし始めたとき、まっさきに私はその対象になった。とはいうものの、「そろそろフリーとして独立したらどうだろうか」という編集長の言葉は、私にはリストラ勧告には聞こえなかった。原点に戻るときだ、という声に聞こえたのである。

一九九〇年頃から顔面に疾患・外傷のある人の取材を進めていたものの、それを書籍にまとめ上げることができず、ぐずぐずと医療雑誌にとどまって働いていたという忸怩《じくじ》たる思いが蓄積していた。もともとフリーライターだったのだが、給料をもらう生活になれてしまい、ハングリー精神がなくなっていた自分に嫌気がさしていた。

リストラ勧告後、書きためた原稿を単行本にするために作業を開始。大阪、東京の出版社をまわり、どうにか出版社を決めたのは一九九八年一二月だった。同時に東京に移住した。東京には数人の同業者の友人がいただけで、人脈はない。本書の元になった単行本『顔面漂流記アザをもつジャーナリスト』（かもがわ出版）は一九九九年三月、失業から脱出するために発表された。

「ユニークフェイス」というグループはその『顔面漂流記』の最後のページに、設立が明記してあったものの、その活動は東京ではまだ実体がなかった。大阪では顔面に疾患・外傷のある人を集めて勉強会をこつこつしていたがそれはきわめて小さな動きでサークル活動の域をでていなかったのである。ある日、「俺、東京に行くよ」と彼らに言って、大阪で送別会をしてもらった。東京では自分の生活を立てるために全力をつくさなければならない。ユニークフェイスの活動をする時間はないと思っていた。

『顔面漂流記』刊行直後、東京のメディア関係者から、「ユニークフェイスって何？」と質問されたが、きちんと答えられるだけの活動をしていなかった。が、気にしなかった。自分の飯を確保するために私は必死だった。出版から一カ月くらいしてから、手紙が一日一通のペースで届き始めた。悲惨な体験をつづってくる、顔面に疾患・外傷のある人たちの肉声を読む毎日だった。仕事がないので、手紙を読む時間だけはある。

その手紙の内容が大阪在住時代に受け取ったものよりも深刻度が増していた。

「息子の顔には、石井さんと同じように生まれつき赤アザがありました。明るい子でした。きっと学校では、顔のことでいろいろ言われたのかもしれませんが、しっかりした子で、私にはいじめにあったというような愚痴をこぼしたことはございません。成績も優秀だったので、無事に会社に就職しました。親として安心しておりました。三〇歳で課長になり、後は結婚を楽しみにしておりました。でも、ある時、突然自殺してしまったのです。遺書は残っていませんでした。なぜ死んでしまったのか、顔のことが原因なのかと悩んでいました。そんなとき、石井さんのご本を拝読して、息子がどういう気持ちで暮らしていたのかを、ようやく知ることができました。ありがとうございました」

「私の妹の顔と腕には、生まれつきの膨張性血管腫があります。就職ができず、二五歳になってても家に引きこもっています。血管腫が大きくなっているため、ちょっとしたことで出血してしまうので、本人は就職はできないとあきらめています。先日も出血が止まらなくなり救急車を呼びました。

本人は、『死にたい』と言っています。家族としては、顔のことくらい気にせず頑張れ、と励ましてきました。しかし、その励ましが正しかったのかどうか……『顔面漂流記』を読んだら……わからなくなってきました」

このようなハードな手紙が約半年にわたって毎日、全国から届くのである。

顔に赤アザのある中学一年生の女の子からも手紙が来た。

「石井さんががんばっているように、私もがんばります」

たどたどしい筆跡ではあるが鉛筆で一生懸命書かれてある。

何度も何度も読み返して、涙した、怒った。こんなひどい現実を放置してはならない。

また私は自分の原点を見つめることになった。手紙は私の怠慢をしかっているように思えた。活動家になるために東京へ来たわけではないのだが、他にこんなバカなことをやる人間はいない。もう一踏ん張りするしかない。

一九九九年七月、ユニークフェイスとして初の機関誌をザラ紙に印刷。手紙を書いてきた当事者たちに郵送し、会への参加を呼びかけた。九月、東京で初めてユニークフェイスの会合を開いた。初の会合の当日、会場には十数人のユニークフェイス当事者が待っていた。女性が多い。ちいさな子どもを抱えた母親もいる。

さっそく参加者に自己紹介をしていただいた。

泣いてしまう人がいる。社会に対して怒っている人がいる。顔面にアザがあるために混乱している人ばかりである。

私は安堵《あんど》した。感情をしっかり表現し、自分の主張をいうことができる人が多かったからだ。

高校生のとき、アザを隠す化粧品を製造販売しているメーカーが主催して、当事者だけでお茶を飲む機会があった。そのとき、参加者のほぼ全員が自分の感情を出さずに、「私は大丈夫ですから」「今日は皆さんの顔を見るためにお邪魔しました」と社交辞令しか言わなかった。一〇代の私はその建前しか言わない大人たちの態度に腹が立って、その会合に足を運ばなくなった。ユニークフェイスにもそのような人ばかりが集まるようならば、ガッカリだと思っていたのだ。私は参加者が元気であることに安心したのである。

いま思い出すと、情報交換というより「ユニークフェイス活動宣言」とでもいうべき荒っぽい話しかしていなかったと思う。でも、参加した会員は、新しい出会いに興奮していた。そして私自身も、ユニークフェイスという新しいタイプの社会運動を開始したことに心がふるえていた。

東京、名古屋、大阪に活動は広がり、設立から五年でのべで一〇〇回以上の定例会を主催してきた。会員数は一年で一〇〇人を超えた。その参加者のなかから、後に、ユニークフェイスの活動に大きな役割を果たす当事者が現れることになる。

ユニークフェイスというグループは日本社会では前代未聞の存在である。国内に手本となる団体はない。まったくの手探りで、当事者たちが互いの能力を持ち寄って、育てるしかない。私のもとに、顔面にアザや傷のある人たちが全国から押し寄せてきた。まるで、水を求める砂漠の民のように。みんな飢えていたのである。ユニークフェイス当事者との出会いに。

語らない当事者と向き合う

しかし、ユニークフェイスに初めて参加する当事者たちの大半は、自己表現の経験のない人ばかりだった。当事者が本音を語りやすくするために、「ピアカウンセリング」という手法を使った。「言いっぱなし、聞きっぱなし」といって、自分の気持ちを話しているとき、同席している人は、その話を聞くだけに徹する。議論はしない。そしてその場で語られたことは、プライバシー保護の観点から決して口外しない。参加できるのは当事者だけ。見学者は入れない。このような閉鎖的な環境をつくることで、当事者が安心して本音を語ることができるようにするのである。

ピアカウンセリングはセルフヘルプグループの運営ではありふれた方法だ。だが、このルールがあろうがなかろうが、活発な意見交換にはならない。その理由ははっきりしていた。参加者ひとりひとりは、自分の辛い体験を語りたくないのである。他人のトラウマ体験は聞きたいけれども、自分のトラウマ体験は誰にも話したくはない。

こういう人にとってピアカウンセリングで注目する部分は、「言いたくないことは言わなくてもよい」というルールになる。自分を語らない人が大勢になってしまうと、ピアカウンセリングが成立しなくなってしまう。そこで、私は次の一文をルールに新たに入れた。

「人の話だけを聞くだけで帰らないでください。自分自身の感情を話している人に対して失礼になるからです。自分の気持ちを言葉にしてください」

定例会はユニークフェイス会員の参加意識を試す絶好の場になった。自分の経験を話したくない、他人の経験だけを聴きたい、という人がこないようにした。だが、ピアカウンセリングのルールをいくら整備しても、話しなれていない人に自由に話してもらうことは容易なことではない。

そこで私はこう訴えた。

「いままで数回にわたってピアカウンセリングをしてきましたが、活発な意見はでてきません。ピアカウンセリングが終了後、『何か質問はありませんか?』といっても『とくに質問はありません』という返事が多い。しかし、私はみなさんが質問をしたがっていることはわかっています。個別に質問に答える時間はとれないし、もしそうしたら会員に格差をつけることになって、良くないと思っています。皆さんは私に『自分の気持ちを察して欲しい』と願っていますね。残念ながら私にはテレパシーのような超能力はない。言葉ではっきり意思表示をしてもらわないと何が疑問なのかわかりません。そもそも質問をしない、自分の希望を言わないまま帰宅することは時間の無駄でしょう。大人ならば、時間を効率的に使いましょう」

会員に向かってこういう話を何度も繰り返した。日本人は自分の気持ちを表現することを嫌う傾向がある。ましてや、顔面に疾患外傷のある当事者は、それまでの人生で、本音を周囲に語っても、「顔のことくらいで悩むなんて贅沢《ぜいたく》」「人間は顔ではない。心だ。そんなことで悩まないほうがいい」といわれ続けてきたために、本音を語ることへの絶望感がある。

絶望と諦観に浸るのはその人の自由だが、質問をしない当事者に限って、不正確な情報に基づいてユニークフェイスを評価しようとした。私はこのような「正確な情報に基づかない評価・レッテル」と真正面から向き合わなければならなかった。

会員の最大の関心事のひとつは、その病気を「完治させてくれる」名医や医療情報である。しかしユニークフェイスでは医療情報の提供はしない。一民間団体であるユニークフェイスに、医師にしか許されていない診療の領域に踏み込むことはできないのである。医療情報を提供しないと説明すると、次のようなことを考える人がでてきた。

石井はいい病院や名医の情報を知らないと言っているけれど、本当は知っているのではないか。

根拠のない思いこみである。このような声が出たとき、私は会員の前で、その思いこみを粉砕しなければならなかった。

ユニークフェイスの代表という立場はきわめてストレスに満ちたものになっていった。

「石井さんはユニークフェイスのカリスマだ」という噂が聞こえてきたこともある。噂の発信源はすぐにわかった。その人物に、私をカリスマと言う理由について聞いた。

「ユニークフェイス会員は『顔面漂流記』を熟読してから入会する人が多い。入会したときには、石井さんの影響を受けている」

この程度のことでカリスマと言われることは納得できない。これらの意見に対して、私はこう答えた。

「どんな組織・運動も個人から始まる。企業も、市民運動も、そのトップに注目が集まるのは当然だ」

ユニークフェイスに関心をもつ、社会学研究者の集まりで、こんなことを話した。

「私程度の表現活動をする、顔面にアザやキズのある人間が、日本国内で一〇〇人くらい登場する時代が必ずくる。そのとき、ユニークフェイスがNPO法人なのか、株式会社なのか、市民運動なのか、組織の形態がどうなっていようがどうでもいい。私の希望は、さまざまな能力をもった当事者がその生活の場において、当事者を支援する活動をしているという社会を実現することだ。私はユニークフェイスをきっかけにして、当事者による情報と人間のネットワークがうまれることを夢見ている。それをひと言でいうと『顔面梁山泊《りょうざんぱく》』だ」

一〇八人の英雄たちが権力と闘う長編叙事詩『水滸伝』。『西遊記』と並ぶ中国の古典である。私の高校時代の愛読書だ。

私のような人間が一〇〇人も日本に登場するはずがない？　そんな声が聞こえるような気が

する。

本書でも触れた映画『さようならＣＰ』（原一男監督）のモデルになった障害者団体「青い芝の会」はどうだったのか。一部のカリスマ的リーダーが登場し、障害者からも専門家からも、過激で無謀だと批判されながらも、新しい現実を創っていったではないか。そこから登場した自立生活運動は、いま全国で「当たり前に」展開されている。二〇〇四年のいま、三〇年前の「青い芝の会」的な思想と行動は、過激とは言われない。

ひとりの突出した個人であることを恐れる者に、新しい運動を興すことはできないのである。私はユニークフェイスという運動を始めた。

「顔面梁山泊」ができるまで、「顔にアザのあるジャーナリスト」「ユニークフェイス活動家」と呼ばれるだろう。その結果として、当事者に影響力を発揮する人間であり続けるだろう。そもそも、顔にアザのある者は、目立つが故に、生まれながらに、普通の人間が享受している、群衆に紛れ込む自由がない。病気というプライバシー情報が、顔面に露出しているのである。そのような人間がジャーナリストという表現活動をし、ユニークフェイスという組織の代表をしている。私の人生は、この赤アザという非合理な存在と向き合い続けることを余儀なくされている。

アザは人間である証

私はこの赤アザと果てのない対話を続けてきた。多重人格者のように。人生の重大な局面にたったとき、アザが私の行動を決める指針になった。私は顔面に依存した人間なのだ。しかし、その対話は無益ではなかった。この経験があるから、私は人生を切り開くことができた。

その対話をここで再現して、本書を締めくくることにしたい。

般若面をながめていた子どもの頃、顔のアザを白眼視する人たちであふれる社会の前でたじろいでいた。それは見えない壁のように私の前に立ちはだかっていた。進もうとすると、目前の壁に触れてしまう。不用意に全力疾走をすると、鼻の骨を折ってしまう。その見えない壁を乗り越えるか、破壊しなければならない。壁の穴を探すのだが、未熟な私の眼には見えなかった。

だから、鏡を見ていた。

鏡を見ると、怒りがこみ上げた。

原稿が進まないとき、私は鏡のなかの自分をにらみつける。

すると鏡のむこうの自分が私をにらみ返してくる。

こんな不毛な時間をすごしていくうちに、赤いアザが顔になじんでいった。

鏡を見ても、アザが見えない。

ただ見えるのは私の顔だけである。

その頃から、アザが私に問いかけはじめた。

「お前にとってアザとは何だ?」

スフィンクスが「朝は四本足で、昼間は二本足、そして夕方には三本足になる動物は何だ?」と旅人に問いかけて、答えられない者を食べてしまったという神話がある。答えられなければ食われる。その答えは「人間」である。赤ん坊のときは四つ足で這《は》いまわり、壮年期では二本足で歩きまわり、老いては杖をついて歩く。自分自身について人間は何も解っていない、という皮肉をこめた神話だ。

アザは私にとってスフィンクスだった。私はスフィンクスに射《い》すくめられた旅人だった。アザは私の人生を決める独裁者だった。

その答えを求めて私は世界中を旅しなければならない。二一歳でそう決意した。

ある時は、戦火にゆれるレバノンのベイルート、眼を転じてニューヨークの四二丁目の図書館、日本の瀬戸内海に住むハンセン病の元患者にもその答えをもとめていった。

答えの核心に近づくと、右頬の赤アザがピリピリと痙攣《けいれん》した。

私はそれを心地よいと思った。

顔はいつしか独裁者でなくなっていた。一枚の赤い地図となっていた。

「この地図を見よ。されば道は開かれるだろう」

そのアザからの問いかけは、いままで私がアザから眼をそらしていたことを見抜いているようだった。

いま、この原稿を書き終えようとして、私がアザの主人になったと実感している。もうアザが私を支配することはないだろう。

私はアザのある顔を支配している。この顔をどうしようが自由だ。

この顔のアザを形成外科手術でなぜ消さなかったのか。

なぜメイクアップで隠さなかったのか。

その疑問にいまなら答えられる。

手術やメイクという他者の力ではなく、自分の力でアザという独裁者を屈服させたかったのだ。

この赤アザも、答えをもとめて長い旅に出るとは想像もしなかったろう。

「お前にとってアザとは何だ?」

赤いアザよ。答えてやろう。

人間である証だ。

講談社文庫版のあとがき

本書のもとになった単行本『顔面漂流記』を刊行した一九九九年三月から始まった、ユニークフェイスの活動は、五年たった現在、なんとか軌道に乗ってきた。

いまもマスメディアによるユニークフェイスへの取材がとぎれることなく続いている。一九九九年以前にはまったくといっていいほど顧みられなかった、顔に疾患・外傷のある当事者の苦悩について、マスメディアを通じて理解者が増えていることに大きな手応えを感じている。

まるで夢のようである。

『顔面漂流記』を発表するまで、このテーマに関心をもっていたのは、顔面に疾患・外傷のある当事者とその家族、そして医療関係者だけだった。その人たちは、問題が顔面に関係しているために、文字通り「顔を出して」、自分たちが日常的に直面している、蔑視、嘲笑、差別について語ることができないでいた。言葉を発すれば、「顔のことなど他の差別問題や、もっと重い障害のある人たち、生命の危険のある人たちと比べれば大したことはない」という有形無形の重圧が来たからだ。その苦悩を語れずに諦観の泥沼に足を取られている当事者がいかに多かったことか。

顔面に疾患や外傷のある当事者は、日本にどれくらいいるのか。

英国の調査では、当事者は約四〇万人いると報告されている。日本の人口は約一億二〇〇〇万人で英国の約二倍にあたるので、少なく見積もっても四〇万人以上の当事者が日本にいると思われる。

この数字を説明するとたいていの人は、「そんなにいるのか?」と驚き、「石井のように顔面の半分にアザのある人を見たことがない。みんなどこにいるのか?」と問われる。

大学病院の形成外科、皮膚科、口腔外科にいけばそのような当事者を「発見」することができる。だが、病院で治療を受ける当事者のすべてが完治するわけではない。

医療の限界を知った当事者は、自分の気持ちを理解する人を求めてさまよっていた。そのような漂流者にたいして、単行本『顔面漂流記』は突然刊行された。同時にユニークフェイスが誕生したのである。当事者の間には波紋が広がった。好意的な反応をした当事者は、ユニークフェイスに入会するという決断をしてくれたが少数である。当事者のなかの多数派は、静かにユニークフェイスの動きを見守っているだけで動かない。本を読む勇気さえない人もいた。ユニークフェイスが紹介された新聞記事を何年も握りしめたまま、途方に暮れている当事者も少なくない。次のような反応もあった。

「あなたの顔がテレビに出ていると、びっくりするから出演しないで欲しい」

「うちの子どもがユニークフェイスといわれていじめられたらどうするのか。マスメディアに出ることを自粛してほしい」

寝た子を起こすな、という反響もあったのである。これもまた現実だった。

私はユニークフェイス設立後に出演したラジオ番組でこう語ったことがある。

「一九九九年という二〇世紀末に、最後にマイノリティとして名乗りをあげたのが、ユニークフェイスなのです」

この認識は今も有効であると信じている。人間は顔によって絶望することがある。差別されることがある。それは常識であるのに、そこから目を背けたいという心理が、社会全体にどっしりと根を張っている。私はジャーナリストとしての表現活動と、ユニークフェイスという社会活動を車の両輪のようにして、この差別問題を一九九九年からずっと語り、この問題に一般の関心が向くように動き続けた。少々の軋みは覚悟の上ではあったが、私の顔を嫌悪する当事者がいることを知って、意気消沈した。

最近、複数のジャーナリストから「ユニークフェイスができて五年経ちましたが、社会は変化しましたか？」と訊かれるようになった。私は耳を疑った。確かに私は求められるまま、無節操なまでに、おおくのメディアの取材を受けてきた。好意的な反響が普通になった。一見するとユニークフェイスの理解者が増えているように思える。「理解者が増えたことは事実でしょう。しかし、日本人の深層心理が五年程度で変わったとは思いません」と答えた。

このような答えをしなければならないのは、私がハンセン病の療養所で元患者の方たちを取材した経験をもっているからである。

明治時代にらい予防法ができてから、ハンセン病患者を隔離収容することが「合法」になった。その後、官と民が一体化して患者とその家族に対して徹底的な排斥運動を推進した。国と共同体が手を携えた巨大な差別運動をなくすために、日本のジャーナリズムはほとんど機能しなかった。らい予防法が廃止されるまで約一世紀にわたってこの国には、異形の人を隔離収容することに何の違和も感じない人が多数派だったのである。

らい予防法をつくった国だけに責任を転嫁することは、裁判闘争では有効だろうが、現実社会では説得力をもたない。ハンセン病差別の歴史をたどるとつきあたる厳然たる事実がある。人間は、病気や外傷によって変形・変色した容貌をもった人を、忌み嫌う。

その嫌悪の感情は、部落、在日外国人、女性、障害者という、よく知られた「メジャーな差別問題」にはみられない独特のものだ。異形の人を嫌悪する感情は、「自然なこと」と思われているからである。

この嫌悪の感情の正体を突き止めたいという欲望は、『顔面漂流記』を出して五年経った今も、私の心の中で消えることなくある。

顔面と肉体をめぐる差別については今後も追究していく所存である。

最後に、本書におけるプライバシーの取り扱いについて触れておきたい。

取材に応じて下さった人の多くが、社会の無理解、無遠慮な視線、侮辱、差別などにいまも苦しんでいる。当事者は社会への警戒心をゆるめていない。このためプライバシーを守るために、事実を変えて表現した部分がある。本書は、必要に応じて取材された人に原稿を見ていただき、プライバシー保護に配慮した上でできあがった。

病気に関する情報はプライバシーのひとつである。しかし、顔に病変があったとき、必然的にそのプライバシーは暴かれ続ける。この問題の特殊性はここにある。取材をうけてくださった人たちは、視線を浴びて疲れきっていた。これ以上、視線を浴びたくないと誰もが願っていた。取材される側から「取材する資格」をこれほど執拗に問われ続けるテーマはなかった。書かれることが、書かれる側の社会生活の崩壊につながりかねない。視線と言葉は人を殺す力をもっているのである。取材された人たちの社会生活が脅かされるような事態にならぬことを祈っている。

本書『顔面バカ一代』を世に出すにあたって、実にたくさんの人のお力をいただいた。

講談社学芸局の佐々木啓予さんには、別件の打合せの席なのに、初対面でいきなり『顔面漂流記』の文庫化を希望する私のわがままを聞いて下さり、実現のために部署を超えて動いて頂いた。心から感謝したい。文庫出版部副部長の岩崎卓也さんには、『顔面漂流記』を客観的に距離を置いて読み直すことと、リライトのためのヒントをいただいた。あわせて感謝の言葉としたい。

二〇〇四年八月

顔にアザをもつジャーナリスト　石井政之

論創社版への少し長いあとがき

『顔面バカ一代』が刊行されてから一八年

私の人生の漂流は終わり、幸福になった。

いまは京都に移住し、タクシードライバーとして働いている。

ときどき、ユニークフェイスについての文章をウェブサイトに発表したり、ユニークフェイス当事者を対象とした人生相談や交流イベントをやっている。

一九九九年に『顔面漂流記』をかもがわ出版から上梓、二〇〇四年には同書に加筆して『顔面バカ一代』を講談社文庫から出版した。それから一八年の歳月。その間に起きたことを断片的であれ、書き残しておくことで、本書の締めくくりとしたい。

NPO法人「ユニークフェイス」は解散

NPO法人「ユニークフェイス」は、二〇一五年に解散手続きをして、消滅した。いまは、法人としての「ユニークフェイス」は存在していない。『顔面バカ一代』を刊行した二〇〇四年当時が、法人としての「ユニークフェイス」の活動はピークだったと思う。しかし、その頃には、すでに当事者の集まりが鈍くなっていた。ピアカウンセリング（同じ背景を持つ者が集まって対等に対話する）で出会った当事者たちが、気の合う人をみつけて友人になり連絡を取り合う。そんななかで、当事者がユニークフェイスに参加する理由がなくなっていった。

それは当然の流れだったのかもしれない。私がひとりの参加者であるならば、「ユニークフェイス」を自分の幸せや都合によって「使う」。用が済んだら立ち去る。ＮＰＯ法人の設立に関わった人間たちも「やりきった」「自分の気持ちが整理できた」とひとりずつ去り、それぞれの生活に戻っていった。

後楽園遊園地（現・東京ドームシティ）の近くに「ユニークフェイス」の事務所を置いた。雑居ビルの一室。いくつかのＮＰＯ法人が共同で事務所として使っていた。机をひとつ置かせてもらい、ここを拠点にさらに活動を広げていこう、と思っていた。

事務局長と意見が分かれたり、イベントを企画しても人が集まらなくなってきたため、事務所を引き払った。事実上、「ユニークフェイス」は私ひとりのＮＰＯ法人になったわけである。解散すべきではないか、とほかの理事と意見を交わした。社会的に意義のある活動だから、とＮＰＯ法人は形式的に続けることになった。会員の新規募集はストップした。ときどき「ユニークフェイス」代表として、私がメディア取材に協力する程度の活動である。

結婚し、子どもができた

二〇〇七年、私は結婚を決めた。当時、東京で暮らしていた私は、すぐに東京を出ることにした。婚約者と話し合い、子どもを産み育てるには、東京ではなく、地方がよいと考えたからだ。もともと私は名古屋で生まれ育った。東京という街は好きではなかった。なにもかもが過密。金持ちではない、東京で生まれ育ったわけではない、大企業社員でもない。結婚は東京を出るよいタイミングをもたらした。

顔にアザがある自分が、結婚できると思ったことはなかった。そのような縁もないだろう、と思い込んでいた。ところが結婚した。人生はなにが起きるかわからない。今後は、一生の仕事と決めたユニークフェイス活動よりも、家庭生活を優先することになる。自分の心の変化に戸惑ったが、結婚は勢いである。結婚した。

静岡県西部の浜松市に移住して、結婚生活を始めた。友人の紹介で、小さな会社に正社員として働きはじめた。四二歳にしてはじめて、普通の会社に正社員として雇用された。

すぐに子どもが生まれた。男の子だった。翌年には娘が産まれた。ふたりともとても可愛い。ハンサムと美人である。ふたりとも、私の顔のアザをまったく気にしない。アザをジロジロ見る子どもばかり見てきたので、子ども嫌いだった。自分の子どもが産まれて子どもが好きになった。

家族で過ごしていれば、妻も子どもも、アザのことは一切気にしない。ふたりの子どもに抱っこをせがまれ、右往左往しているだけで楽しい。

東京から遠く離れた浜松市で、私は幸福になった。こんなに簡単に幸せになれるとは思っていなかった。

ある当事者との問答

約一七年、フリーランスライターとして仕事をしてきた。東京ではユニークフェイス活動で取材を受けたり、ライターの仕事で取材をしたり、という毎日だった。「ユニークフェイス石井政之」という看板で生きてきた。

地方ではユニークフェイスはまったく知られていない。過去の経歴は通用しない。四二歳で遅い結婚をして、会社員経験がない。不器用で使えない普通のオッサンである。顔の右半分に赤アザがある、そこだけが普通とは違う。

私の生活は、会社と自宅との往復に変わった。中古のトヨタ車で通勤した。

ユニークフェイス当事者とのやりとりは途絶えた。当事者との関係は取材する、支援する、という関係だった。用事がない限り、私から連絡をすることはない。

浜松での生活が落ち着いてきた頃、ユニークフェイス当事者を名乗る青年からメールが来た。私と会って相談したいことがある、という。関西在住の青年だった。「浜松まで来てくれるのであれば」と返事をした。

青年は、顔に大きな赤アザがあった。彼の悩みを聴いた。彼からの質問に答えた。すぐに二時間が過ぎた。ファミリーレストランのドリンクバーでコーヒーをおかわりしながら、私たちは語り合った。

「ところで、君がユニークフェイス、あるいは石井政之をメディアで知って、私に会いに来るまで、何年くらいかかった？」

「……八年くらいですね」

一九九九年に『顔面漂流記』を出して、「ユニークフェイス」という活動を開始。その読者であり当事者が、私を知ってから八年後に会いに来てくれた。うれしかった。同時に、力が抜けた。思わず、こんな言葉が口をついた。

「そうだったのか……。NPOをつくって、がんがん活動をして、当事者があつまって、差別をなくすための活動が始まる、と私は期待していたけれど、それがいかに甘いか、よくわかったよ」

彼は人生のどん底にいたとき、拙著を読んで勇気づけられた、と言ってくれた。

「もっと気軽に会いに来ればよかったのに」

「ちゃんとしてからでないと会ってはいけないと思ったんです」

つまりこういうことだ。ユニークフェイス活動家・石井政之は、立派で強い人間なので、その人間と会って話すためには、自分もそれなりにしっかりしないといけない、と。大きな高い壁を感じさせる。それが東京にいたときのユニークフェイス活動であり、私のあり方だった。

NPOのリーダーとして能力不足……。そのことを、若い当事者から改めて教えられた。

「気が向いたらまた連絡を。ネットで私の氏名かユニークフェイスで検索したら、どこでなにをやっているかわかるようにしている。それが、いまできる、私なりのユニークフェイス活動だ」

どのように活動していけばよいのか

振り返ってみると、東京でユニークフェイス活動をしていたとき、ひとりの当事者とマンツーマンでじっくりと話を聴いたことがない、と気づいた。

ほとんどの当事者は差別された経験や治療がうまくいかないために、落ち込んでいた。そういう悲嘆の感情をもった当事者と向き合うために、ピアカウンセリングの手法をつかったミーティングをしてきた。ひとりの人間として対等にしゃべることは極力避けてきた。心理職や精神科医のまねごとをして、トラブルになることを避けたかったのだ。

今回、関西在住の若者としゃべったことで、これまでつくってきた構えをやめようと思った。別の日に関東から当事者が浜松にやってきた。彼も顔面に目立つ病状があって悩んでいたが、よい仕事に恵まれて幸せな生活をしているとわかった。

私を訪ねて来たふたりとも、「ユニークフェイスの活動、手伝いますよ」と言ってくれた。ありがたかったけれど断った。「君たちが、ひとりで、自分の生活の場所で、できる範囲で、ほかの当事者を励ませばよい」。

当事者からのメールを待ち、ざっくばらんな雑談をして、ときに人生相談を聞いて別れる。それが、会社員であり、子どもができた普通のおっさんになったユニークフェイス活動家としてはちょうどよい。これならずっと続けられる。

東京にいたとき、私は文筆業とＮＰＯ活動家として多忙だった。どちらの仕事もすべてひとりで抱え込んでいた。すぐに収入にしなければならない。すぐに成果を出して、ＮＰＯ法人の経営を軌道に乗せないといけない。急いでいた。焦っていた。

NPO法人「ユニークフェイス」ついては、非営利事業として早く軌道に乗せて、欧米なみの大きな社会貢献組織にしたい、と考えていた。スタッフが食えるNPOにしたかった。ボランティア活動では、やっている意味がないと思っていた。

高い目標と自分の能力の落差にあがいていた。

普通の生活を隠さず見てもらう

理事のひとりに「若者たちが浜松に来たので、じっくり話を聴いた、楽しい時間だった」と伝えると喜んでくれた。

「石井政之が、普通に暮らしている。それを隠さずに堂々としているだけで、多くの当事者は励まされる。そのままでよい」

「その程度のことでいいのですか。地方で、結婚して、普通の会社員をしているだけですが」

「それでいい。『ユニークフェイス』を始めた頃のあなたは、とげとげしくて話しかけにくかった。世界中が敵のような顔をしていた」

一九九九年当時は、「ユニークフェイス」をつくったばかりで、メディアも世間も顔に疾患外傷のある当事者の気持ちなど考えたこともない人間ばかり。社会の無理解と無知に怒りと無力感を覚えながら、突き進んでいたものだ。

それから一〇年近くたち、マスメディアを通じて、ユニークフェイス問題は知られるようになった。学校でのいじめ、恋愛の悩み、就職差別、社会の理解がないゆえの孤独。

「すこしだけ情報が増えた。それだけでしょう。差別がなくなったわけではないし、当事者の孤独も変わっていない」

「そう、すこしだけ良くなってきた。それだけのことが大きい変化。ユニークフェイスには、その変化を起こす力があった」

そうか、普通の生活をしていればよいのか……。物心ついてから、外見差別について考えてきた。二〇代になってからは取材と執筆。三〇代は、ユニークフェイス活動に費やした。普通の生活というのが、なんなのかよくわからない。

「家庭を大事にしなさい。それだけでいいから」

住宅ローンが通った！

結婚してから数年して転職した。収入が安定したので、分譲マンションをローンで購入した。五〇代で転職歴だらけ。住宅ローンの審査が通るわけはない。ダメもとで書類を出したら、案の定、すべての審査で落ちた。ところが、ある地方銀行から「話をしたい」と電話があった。私の経歴と転職歴を訊きたい、という。どうせ審査落ちである。これまでの半生を正直に電話で話した。三〇分くらいしゃべっただろうか。銀行の窓口で話がしたい、というので出かけた。同じ話を窓口で話をすると「ローンを通す方向で調整します」という。驚いた。なぜ？

「少子化と晩婚で住宅ローンを利用する人が減っています。今年からローン審査の基準を変えました。石井さんは当支店で、新しい審査基準の第一号になります」

家に帰って妻に報告。子どもたちは、帰宅した私に近寄ってきて膝の上に座って、絵本を読み始めた。

住宅ローンが通ったことは、NPO法人「ユニークフェイス」を法的に解散するよい契機になると思った。理事と話し合い、OKの返事が来た。これからは普通の会社員として暮らし、子どもふたりを育てる。住宅ローンは二八年。これからは会社と家族のために働くのだ。ユニークフェイス活動は住宅ローンが終わったあとに趣味としてやろう。

非公開のSNSで、友人と解散についてやりとりしていた。その噂をききつけて、NHKが取材したいとアプローチをかけてきた。会社員の生活に慣れてきたけれど、メディアの人から見れば、私はユニークフェイス活動家だったのだ、と再認識した。取材は断った。解散することにニュースバリューはないし、これまで数え切れないほどのマスメディアに取材されてきたので、もう十分だと思ったのだ。

そんなに取材がしたいならば、「ユニークフェイス」の理事に連絡してみればよい、石井政之に取材を受ける意志はないとわかるから、と私は伝えた。

すると理事から電話がきた。「あなたは取材をうけるべきだ。あなたの普通の暮らしぶりをテレビで伝えたら、励まされる人がいるから」という。そう言われても、まったく乗り気になれない。ユニークフェイス当事者の活動が低迷したので、このまま静かに消えていく。それがNPO法人解散がたどる普通の道である。

「取材を受けなさい」「必要ない」というやり取りを理事とした。話しているうちに、数え切れないほどの人の協力と応援で「ユニークフェイス」が活動してきたことを思いだし、その人たちへの最後のあいさつとして、取材を受けるべきだろう、と思うようになった。

たしかに、「ユニークフェイス」は私ひとりの組織ではない。

思い起こせば「ユニークフェイス」は、メディアとともに歩んできた。フリーランスライターとして仕事をして、売文業のスキルを磨いた。『顔面漂流記』では、大阪の「毎日放送」から取材を受けた経験も書いている。そのテレビの反響で出会った当事者たちと勉強会を始めた。この勉強会が、ユニークフェイス当事者活動の原点だった。

テレビ取材への迷い

発足時も解散時もメディアの協力を得る。これもよいかもしれない。妻と相談して、子どもたちの顔は放送しないことを条件に取材を受けた。モザイクは嫌いなので、カメラアングルで工夫をしてもらった。

NHK取材班は、自宅マンションと近所の公園、豊橋市の商店街などでカメラを回した。ユニークフェイス創業期に活動してくれた、何人かのユニークフェイス当事者にも取材をしていた。「NPO法人『ユニークフェイス』は解散する。元代表としては取材協力をしないし、取材依頼もしない。関係者には取材班で独自に交渉をしてほしい」とNHKに伝えた。

二〇一五年七月一三日、その番組は放送された。

NHKEテレ ハートネットTV「ブレイクスルーFile.35 ユニークフェイスの戦い」

画面には、加齢したオッサンになった自分がいた。何人かの当事者たち（元会員）が、それぞれ思いを自由に語っていた。

ひとりの女性当事者。彼女の顔の半分には大きな血管腫がある。名前と顔をだして発言すること自体が戦いだった、と話していた。「まだ私は戦える」と声を震わせた。

そうだった。私たちが「ユニークフェイス」を始めたとき、名前と顔を出して社会の理不尽を訴えることは戦いだった。世の中にはもっとたいへんな状況の人がいるのに顔のことくらいで、と言われて、ユニークフェイス当事者の苦悩は軽く見られ、語るに値しないことだとみなされた。

私は、この女性に「戦え」と指示したことない。とはいえ、ユニークフェイス活動に当事者が参加するかどうかということ自体が、いままで直視してこなかった社会の理不尽を見据えて行動しろ、という強烈な問いかけだった。

ユニークフェイス運動によって、数は少ないかもしれないけれど、当事者が覚醒した。私はその後押しをしたのだ。ユニークフェイス活動とは、石井政之が顔と名前を出して始まった。そして、その顔だしの活動により、これまでその存在を社会から見られないようにしてきた当事者たちが私を恐れた。「ユニークフェイスと呼ばないでほしい」とか「そんな呼ばれ方は嫌だ」と。

一部の当事者から弱者を売り物にしていると蛇蝎《だかつ》のように嫌悪されたものだ。私自身は、英語圏では当事者が実名の顔だしで情報発信しているのだから、日本は遅れていると意に介さなかったけれど。

番組の反響

放送後に、友人知人から感想をもらった。家族が映っていたのがよかった、という反応が多かった。

知人のひとりは「ところでひとつ聞きたいんだけど……石井さんの子どもにアザはないの?」と緊張した面持ちで私に訊いてきた。

テレビでは、未成年で自分の意志を表明できない小学生の顔を映さないように配慮してもらった。顔にアザがあるから顔を映さなかったわけではない。意外な反応だった。彼女は、質問を続けた。

「石井さんは、子どもができたときに、自分の子どもにアザが遺伝すると思わなかった?」

「思わなかった」

「なぜ?」

「ユニークフェイス活動を通じて、たくさんの当事者と出会った。医学文献も読んできた。赤アザは遺伝しない、とわかっていたから」

「(子どもができることに対して)少しでも不安はなかった?」

「なかった。赤アザよりも、健康で五体満足で生まれるかどうかが気になったくらい。それは普通の人でもある、ありふれた不安だよ」

その知人は、私の答えに驚いていた。私が男性だから、不安が少ないのかもしれない。子どもにアザがあるかも、という不安が私になかったのは事実だ。妊娠中の妻と、「アザがある子が産まれるだろうか」と話し合ったことはない。主治医に不安を訴えたこともない。そんな必要はない、と知っていたからだ。

私がテレビに出ると、自分だけではなく、家族の姿形までが話題になるのだ。

離婚して川崎へ

結婚して一〇年が経過した頃、離婚した。

プライバシーがあるので詳細は書かない。人生観の違いで別れた。

ふたりの子どもは、元妻の実家がある地方都市に移住した。

五三歳で、私はまたひとりになった。

落ち込んでいる暇はない。

友人に離婚の報告をした。

「これからどうするのか？」と聞かれたので、「ユニークフェイス活動をひとりで再開する。そのために、ここではないどこかに移住して、再出発だ」と答えた。

移住先として考えていたのは東京。東京は過去を問わない街だから。五〇歳を過ぎても、仕事が見つかる場所だからだ。

この時期に礒部涼著『ルポ川崎』(サイゾー)というノンフィクションを読んだ。在日コリアンや海外からの移住者が多く住む街。荒くれ者たちがたくましく生きる街。川崎はおもしろそうだ。

SNSで友人に声をかけた。「東京に移住する。とりあえずシェアハウスに住んで仕事を見つける。おもしろい人がいたら紹介してほしい」。すぐに返事が来た。川崎にシェアハウスをもっている経営者がいる。早速、下見に川崎市川崎区へ。産業道路沿いの住宅地でシェアハウスのオーナー経営者と出会った。SNSを通じて、お互いの考え方やライフスタイルはわかっている。

「離婚したばっかりの無職。それでも住めますか」

「石井さんならOK。大歓迎です」

こうして、二〇一九年三月に川崎に移住。川崎のハローワークで仕事を探した。「五〇代、離婚したばかり。養育費のためにそれなりの給与がほしい」。面接でそう伝えた。三つの会社から不採用通知。これではダメだ。発想を変えよう。

パソコンを立ちあげて、数分間、考えた。タクシードライバーにでも応募してみるか。父がやっていた仕事だ。タクシー乗務員の求人サイトを見つけて、個人情報を入力した。三〇分後、スマホが鳴った。

「さっそくの応募ありがとうございます。すぐに面接の予定を組みましょう」

交通事故歴、健康状態、イレズミの有無、自己破産経験の有無など、タクシー業界では定番の質問が電話で投げかけられた。すべて正直に回答。

「これならすぐに採用されますよ」

「実は、亡くなった父が個人タクシーの運転手でした」

「それは面接ですごく有利になります。ほかに質問ありませんか」

「実は……私、顔にアザがあるんです」

「ああ、どこかでケガをしたんですね。問題ありません」

「かなり大きいアザです」

「えー、見てみないとわかりませんねー」

明るい対応である。私は早く仕事を決めたい。めんどうなので本題に入ることにした
「いまパソコンの前に座っていますか」

「はい、もちろん」

「じゃあ、これからこの言葉をGoogleで検索してください。ユニークフェイス。検索結果で出てくる男が私です」

「ユニークフェイス……ですか。あ、でました。……あー、そういうことですかー。おもしろーい、きゃははは」

彼女は笑い出した。

天職にめぐりあえたのかもしれない

横浜市鶴見区のタクシー会社前。担当者と合流。ほんとうに大きなアザですねえ、と笑顔であいさつを交わし、「ネットで石井さんの情報はだいたい読みました」と言われる。

「自営業の経験が長い。ひとりで仕事をするのに慣れている。これはタクシー運転手として適性がありますね。そしてお父さんが個人タクシーだった。タクシー運転手がどういう生活なのかよくご存じだ」

面接でこのように評価され、すぐに採用が決まった。令和元年五月一日、横浜のタクシードライバーになった。

前年に父は亡くなっている。今回の就職が父の供養にもなるだろう。タクシードライバーは私を育ててくれた仕事だ。その仕事で稼いで、遠くで暮らす子どものために金を送る。あまった時間にユニークフェイスをテーマにした文章を書き、当事者活動をするのだ。

一九九九年とは別の感慨があった。

焦らない。慌てない。地に足を付けて働き、書く。

入社して数カ月で、営業成績がトップになった。よし、この仕事は俺に向いている。顔のアザを気にする客はいたかって？　ゼロだった。

タクシーは後部座席に客が乗る。私の顔のアザは右側にある。客からはアザは死角になってまったく見えない。タクシードライバーになって、私は生まれて初めて、アザと無関係の、他人とのコミュニケーションを実現した。

初対面の人は、アザを見て驚いたり、戸惑ったりする。その様子を観察してからコミュニケーションが始まる。それが五〇年間の私の人生だった。

ところがタクシードライバーにはそれがない。生まれてはじめてアザのない人間として生きている。

営業エリアは、横浜市、川崎市、横須賀市、三浦市の四市。私は、横浜市鶴見区と川崎市川崎区を好んで走った。この二区は『ルポ川崎』の舞台。在日コリアン、沖縄、外国人が多く住み、活気に満ちている。競輪、競馬、風俗の街。湾岸地域には巨大なインフラ事業の拠点、そして港がある。近くには羽田国際空港がある。

街のエネルギーが私の心の空白を埋めてくれた。そして、アザを見せないで働けるタクシーの仕事が私の心をほぐしてくれた。

アザが関係ない人生!!

半世紀、頭から顔のアザのことが離れなかった。アザが関係ない仕事は、なんてラクなんだ。

コロナ禍とタクシードライバー

ところが、タクシードライバーになった翌年、新型コロナウイルスの感染が全世界で広がった。外出自粛で、川崎や横浜の街から人がいなくなった。手取り収入が激減した。これでは、養育費どころか生活の危機だ。社長に退社を申し出た。

収入アップを目指して、東京のタクシー会社に移籍した。東京都大田区を自分の営業エリアと決めて走った。川崎市川崎区は、多摩川を挟んでとなりである。地理はよく知っていた。羽田空港、田園調布、蒲田駅。大田区は走る場所によって、その表情を変える。

ここで五カ月働いた。

私のマインドはすっかりタクシードライバーになっていた。タクシードライバーは、身体が続く限り、一生の稼業としてやっていきたい。では、どこで？

コロナ禍で多くのタクシードライバーが辞めていった。横浜や東京も例外ではない。

私の原点は、ユニークフェイス。二〇一九年にユニークフェイス活動を川崎で再起動するとき、「ユニークフェイス研究所」という屋号をつくった。ひとりで文筆業と在野研究をすると決めたのだ。NPO法人代表から、ライフワークとしてのユニークフェイス研究へ。ひとりでも、生きている限り、ユニークフェイス研究と執筆は続けられる。

なにをすればいちばん自分らしくユニークフェイスできるか。

それは書くことだろう。

物心ついてから、人間にとって顔とは何か、という答えのない疑問を持ち続けてきた。仕事の依頼がなくても、ユニークフェイスについて考えてしまう。メモをとってしまう。

川崎に移住してから若い当事者と出会う機会が増えた。

ユニークフェイス研究所主催で、いくつかのイベントを開催した。旧友と再会し、談笑した。酒を酌み交わした。そのなかに、二〇代や三〇代のユニークフェイス当事者もいた。若者たちは、私とは別の方法で当事者としての情報発信をして、同世代の当事者を励ましていた。

東京を離れた。結婚した。就職した。地方で暮らした。それらの時期は、ユニークフェイス活動家としての「空白の一〇年」だった。私が知らぬところで、その空白を若者たちが埋めていた。いまや私は元活動家のオッサンである。

昔話をする年齢になった。若者から「いまどきの若い当事者」の話を聴く。楽しい時間だった。

そうだ、研究をはじめよう

NPO時代、私は言葉のない、語れない当事者を前にいらだっていた。なぜ、もっと差別に怒らないのか。叫ばないのか、と。

いま考えてみると、彼ら彼女らはただ単に私の前で語りたくなかっただけなのだ。相性が悪かったのかもしれない。私も当事者の話を聴く態度ではなかったような気がする。

そんな私が、いま、ひとりで、なにができるのか。

研究をしよう。そのため京都に移住しよう。

京都には、生存学という新しい学問を立ち上げた私立大学がある。生存学のサイトでは、さまざまな障害や病者の社会学研究の成果が公開されている。そのコンテンツのなかにユニークフェイスはアーカイブされていた。

その大学に社会人入学すればよいのだ。オンライン面接があったので、参加して、その思いを語った。歓迎する、と言われた。学費は高い。カネはない。いつもそうだった。いまの私には自分の人生を、誰にも相談せずに決める自由がある。

京都のタクシー会社に移籍を決めた。二種免許があれば、タクシードライバーはどこにでも働き口がある。横浜のタクシー会社の社長に、「ユニークフェイス研究のために京都に移住するつもりだ」とあいさつの電話をしたら、京都で元気な会社があるので紹介する、と言われた。その紹介を経て、面接を受けに京都へ。面接では、「君の経歴、やりたいことはすべて聴いている。採用する」と即答だった。こんなに短時間で採用がきまった転職は初めてだった。

二〇二一年一二月、私は京都のタクシードライバーになった。

金はない。大学入学はまだ先だ。京都もコロナ禍で経済がいためつけられている。

京都市内を走り回る。鶴見や川崎と同じにおいのする場所を好んで走った。

変わらぬ偏見と自殺した少女

二〇一九年、九州の久留米で中学生が自殺した。顔の病変を苦にした自殺と報道された。死の直前、友人に手紙を託し、彼女はビルから飛び降りた。いじめの第三者委員会が開かれた。いじめはあったが、自殺との因果関係はなかった、という結論だった。その真相はわからない。だが、状況から見て、顔の病変と、その結果としてユニークフェイスであることでいじめられたことが、自殺の原因になったと思う。

一四歳の死。

五七歳を生きる私の声は届かなかった。

届いたとしても無力だったろう。

四三年の年齢差。

四三年前、中学生だった私も「希望のない人生を送るのだろう」と思いこんでいた。私は、それを怒りに変えてサバイバルしてきた。自分のプライドを守るために行動した。この中学生はひとりで考え、自殺に追い詰められていった。

自分で選んだ死ではない。中学生には自死の自己決定権があるとは考えない。私が同じ年頃の子どもがいる父親だからなおさらそう思う。また、自分が中学生だった当時の人生を振り返っても、自分で決められることはほとんどなかった。

差別の現実は変わってはいない。

地方に住む少年少女の当事者にとっては、まわりに理解者がいない、という現実は厳然としてあるのだ。手を差し伸べる大人の支えが必要だ。

合い言葉は「ユニークフェイス」

二〇二一年五月、顔に大きな海綿状血管腫がある藤井輝明さんが不慮の事故で急逝された。岐阜の大学で教育者として活躍していた。NPO法人「ユニークフェイス」をともに立ち上げたが、その後は意見の違いから別れた。多くの著作で「容貌障害」(ユニークフェイス)の現実を世に伝えた。もう一度、なにか一緒にやろうじゃないか、と手紙を書いて送った。だが、返事がないままだった。

NPO法人「ユニークフェイス」を始めた頃に活動していた人たちが高齢者になり、死を迎える時期になっている。

多くの当事者は、その特異な容貌で生き、言葉を残すことなく死んでいく。それが普通の庶民であり、無名の人間の有り様だ。

人間にとって顔とはなにか。その哲学的な問いをうちに秘めながら、ユニークフェイスな人たちは生きている。

私の言葉は無数のユニークフェイスな人間のなかの、たったひとりの語りにすぎない。それでも、いまさら語ることはない、などとは思わない。

私は、ライターという好きな仕事をし、顔にアザやキズのある当事者の差別をなくすためにユニークフェイスを立ち上げ、その後、挫折した。結婚し、普通に就職した。離婚したあとも移住と転職をして、いまは天職といえるタクシードライバーをしながらユニークフェイスをテーマに物書きを続けている。子どもたちも応援してくれている。

「ユニークフェイス」という言葉を守り、育てていく。それが私の役割だと信じている。

五〇年前の私は、「俺は顔にアザがあるのだから、就職、恋愛、結婚はできない、不幸なまま生きるしかない、バカヤロウ」と心のなかで叫んでいた。

それが、どうだ。五〇年たってみると、なんて幸福な人生だろう。

その幸福な人生を、若い世代に伝えたい。俺ができるならあなたにもできる。

さいろ社代表で編集者の松本康治氏に感謝します。三〇年前、「顔にアザがある人間のノンフィクションを書きたい」という私の案を受け止めて、発表の場を提供してくれました。「異形なる者たちの魂」という連載記事から本書が生まれました。

本書の親本である『顔面バカ一代』を後世に残す価値のあるノンフィクションだと評価し、本書の編集を担当された論創社の谷川茂氏に感謝いたします。

最後に、私のふたりの子どもたちへ。父はこのように生きてきた。君たちと出会う前に、どんな人生を送ってきたのか、別れたあとにどんな人生を過ごしてきたのか。伝わればうれしい。

＊　＊　＊

日本のユニークフェイス当事者が団結して、差別と戦い、差別がなくなる日は来るのだろうか。私にはわからない。

「孤独に歩め。悪をなさず、求めるところは少なく。林の中の象のように。」

私は特定の宗教を信じてはいないが、仏陀のこの言葉が好きだ。私が出会ってきた、当事者たちは、まさにこのように生きていた。普通とは違う外見、という理不尽さと向き合う孤独な魂である。

本書を日本中のユニークフェイスな者たちの魂に捧げる。生きていても死んでいても、あなたたちとは必ず会えると信じている。

合い言葉はユニークフェイスだ！

二〇二三年四月

京都にて　石井政之

本書は、二〇〇四年に刊行された『顔面バカ一代』
（講談社文庫）を底本とした。

石井政之（いしい・まさゆき）

作家、ユニークフェイス研究所代表、タクシードライバー。1965年名古屋市生まれ。豊橋技術科学大学卒。1999年に『顔面漂流記』（かもがわ出版）を発表、同時に当事者支援グループ「ユニークフェイス」を設立。2001年にNPO法人化して代表に（2015年に解散）。著書に『肉体不平等　ひとはなぜ美しくなりたいのか？』（平凡社新書）、『迷いの体　ボディイメージの揺らぎと生きる』（三輪書店）。共著に『文筆生活の現場　ライフワークとしてのノンフィクション』（中公新書ラクレ）、『自分の顔が許せない！』（平凡社新書）、『顔とトラウマ』（かもがわ出版）、『見つめられる顔』（高文研）、『知っていますか？　ユニークフェイス一問一答』（解放出版社）などがある。

論創ノンフィクション 040

顔面バカ一代　——アザをもつジャーナリスト

2023年7月1日　初版第1刷発行

著　者　石井政之
発行者　森下紀夫
発行所　論創社
東京都千代田区神田神保町 2-23　北井ビル
電話　03（3264）5254　振替口座　00160-1-155266

カバーデザイン　奥定泰之
組版・本文デザイン　アジュール
校　正　内田ふみ子
印刷・製本　精文堂印刷株式会社
編　集　谷川 茂

ISBN 978-4-8460-2173-3 C0036